医疗机构医务人员三基训练习题集

传 染 科

东南大学出版社
· 南 京 ·

图书在版编目(CIP)数据

医疗机构医务人员三基训练习题集.第2辑.传染科/赵伟主编.—南京:东南大学出版社,2006.7(2018.04重印)
ISBN 978-7-5641-0483-2

Ⅰ.医… Ⅱ.赵… Ⅲ.①医药卫生人员—技术培训—习题②传染病—医药卫生人员—技术培训—习题 Ⅳ.R192-44

中国版本图书馆CIP数据核字(2006)第086906号

医疗机构医务人员三基训练习题集——传染科

主　　编	赵　伟
出 版 人	江建中
出版发行	东南大学出版社 (江苏省南京市四牌楼2号东南大学校内　邮政编码 210096)
网　　址	http://www.seupress.com
印　　刷	常州市武进第三印刷有限公司
开　　本	710mm×1000mm　1/16
印　　张	85
字　　数	1336千字
版 印 次	2006年7月第1版　2018年4月第5次印刷
书　　号	ISBN 978-7-5641-0483-2
总 定 价	175.00元(共7本)

(*东大版图书若有印装质量问题,请直接与营销部联系,电话 025—83791830)

医疗机构医务人员三基训练习题集

医疗机构医务人员三基训练习题集

传染科

编写人员

主　　编　赵　伟

副 主 编　陆重琳　李　军　唐　勤

编　　委　（按姓氏笔画为序）

李定坤　刘　伟　沈　玲　田玉玲

姚文虎　杨毅军　俞海英　赵　红

钟　备　周镇先　魏洪霞

前　言

2005年,在全国各级各类医院中深入开展的"以病人为中心,以提高医疗服务质量为主题"的医院管理年活动取得了初步成效。按卫生部的指示,要继续深入开展医院管理年活动。而加强医务人员"三基三严"训练,是医务人员提高医疗质量的素质基础,是提高基础医疗质量,保证医疗安全的关键。为加强传染病医院及科室的基础管理,强化"三基"训练,2004年我们组织有关专家编写了《医疗机构医务人员三基训练指南——传染科》,作为各级传染病医院及科室"三基"训练的参考用书。为检查、考核与巩固学习成果,我们再次组织有关专家编写了这本《医疗机构医务人员三基训练习题集——传染科》。

本书试题有多种形式,通过名词解释、选择题、填空题、简答题等不同题型,可以帮助读者掌握各章的重点内容,明确基本概念,提高分析能力和记忆效果。读者使用试题时,应在一定的时间内回答多种类型试题,进行自测,这样才能检验自己掌握知识的广度、深度,也才能够提高自己思考问题的能力。

自测试题中A、B、C、X型题的使用方法如下:

A型选择题即最佳回答题,是最常用的选择型考题。它由一个叙述主体和五个备选答案组成。答案中只有一个是最恰当的,其余四个答案均为干扰答案。干扰答案可以完全不正确,也可部分正确,但不是最佳选择答案,应试者应从中选择一个最佳答案。

B型题又称配伍题。与A型题不同的是,B型题数道题共用一组备选答案(一般为5个),在一组试题中,每个备选答案可以选用一次,也可以选用几次,或者一次也不选用。

C 型题与 B 型题的不同点是，C 型题有 4 个备选答案，该题要求应试者对两种药物、两个症状、两个体征或两个化验结果等加以比较，选择最适合的答案。

X 型题是任意选择题，有别于 A 型题，可以有一个最佳答案，也可以是多个答案。

由于“三基”内容广泛，涉及基础医学和临床医学的许多领域，加之篇幅不能过大、作者水平有限，因此在编写过程中可能有不当和疏漏，诚望广大读者给我们提出意见。

赵　伟

2006 年 3 月

目　录

第一章　基础理论

第一节　传染病基础

一、选择题

A 型题

1. 病原体侵入人体后能否引起疾病，主要取决于：（　　）

A. 机体的保护性免疫

B. 病原体的侵入途径与特异性定位

C. 病原体的毒力与数量

D. 机体的天然屏障作用

E. 病原体的致病力与机体的免疫功能

2. 病原体侵入人体后，仅引起机体发生特异性的免疫应答，而不引起或只引起轻微的组织损伤，临床上不显出任何症状、体征与生化改变，只能通过免疫学检查才能发现。此种情况属于：（　　）

A. 病原体被清除

B. 隐性感染

C. 显性感染

D. 病原体携带状态

E. 潜伏性感染

3. 流行过程的基本条件是：（　　）

A. 患者、病原体携带者、受感染的动物

B. 周围性、地区性、季节性

C. 散发、流行、暴发流行

D. 传染源、传播途径、易感人群

E. 自然因素、社会因素

4. 下列选项中不属于传染源的是：（　　）

A. 患者

B. 病原携带者

C. 隐性感染者

D. 易感者

E. 受感染的动物

5. 传染病检验期限的确定是依据该病的：（　　）

A. 隔离期

B. 传染期

C. 最长潜伏期　　D. 最短潜伏期
E. 平均潜伏期

6. 下列发疹性传染病按皮疹出现前后次序排列，依次为：（　　）
A. 猩红热、天花、水痘、麻疹、斑疹伤寒、伤寒
B. 猩红热、风疹、水痘、麻疹、斑疹伤寒、伤寒
C. 天花、水痘、猩红热、麻疹、斑疹伤寒、伤寒
D. 水痘、天花、猩红热、麻疹、斑疹伤寒、伤寒
E. 水痘、猩红热、天花、麻疹、斑疹伤寒、伤寒

7. 下列传染病中，属于甲类法定传染病的是：（　　）
A. 鼠疫、炭疽　　B. 霍乱、炭疽
C. 鼠疫、霍乱　　D. 霍乱、艾滋病
E. 鼠疫、艾滋病

B 型题

第 8～12 题
A. 空气、飞沫、尘埃传播
B. 水、食物、苍蝇传播
C. 吸血节肢动物传播
D. 血液、体液、血液制品传播
E. 土壤传播

8. 艾滋病经：（　　）
9. 恙虫病经：（　　）
10. 破伤风经：（　　）
11. 麻疹经：（　　）
12. 莱姆病经：（　　）

C 型题

第 13～17 题
A. 外毒素　　B. 内毒素
C. 两者均有　　D. 两者均无

13. 霍乱弧菌：（　　）
14. 白喉杆菌：（　　）
15. 脑膜炎球菌：（　　）
16. 阿米巴原虫：（　　）
17. 破伤风杆菌：（　　）

第 18～21 题
A. 细胞免疫　　B. 体液免疫

C. 两者均有　　D. 两者均无

18. 调理素：（　　）

19. γ-干扰素：（　　）

20. 人体特异性免疫功能：（　　）

21. 人体非特异性免疫功能：（　　）

X 型题

22. 病原体毒力包括：（　　）

A. 内毒素　　B. 外毒素

C. 侵袭力　　D. 穿透能力

E. 溶组织能力

23. 传染病的基本特征是：（　　）

A. 有特异病原体　　B. 有传染性

C. 有感染后免疫　　D. 有流行病学特征

E. 有感染中毒症状

24. 根据传染病防治法，对下列疾病应采取强制性隔离治疗措施者是：（　　）

A. 艾滋病患者　　B. 狂犬病患者

C. 肺炭疽病患者　　D. 鼠疫患者及病原携带者

E. 霍乱患者及病原携带者

25. 下列各项中属于主动免疫制剂的是：（　　）

A. 菌苗　　B. 疫苗

C. 抗毒素　　D. 类毒素

E. 丙种球蛋白

26. 下列各项中属于被动免疫制剂的是：（　　）

A. 抗毒素　　B. 类毒素

C. 灭活疫苗　　D. 丙种球蛋白

E. 特异性丙种球蛋白

二、填空题

1. 按我国传染病防治法规定，除了对甲类传染病患者的病原携带者外，还应对乙类传染病中的____________与__________________采取强制性隔离治疗措施。

2. 我国传染病防治法规定管理的传染病分为甲类、乙类、丙类共 37 种。其中甲类传染病是指________与________2 种，乙类传染病________种，丙类传染病____________种。

3. 感染后的免疫是通过细胞免疫和体液免疫相互作用而产生的免疫应答，

分别由____________与____________介导。

参考答案

一、选择题

1. E **2.** B **3.** D **4.** D **5.** C **6.** E **7.** C **8.** D
9. C **10.** E **11.** A **12.** C **13.** C **14.** A **15.** B **16.** D
17. A **18.** B **19.** D **20.** C **21.** D
22. ABCDE **23.** ABCD **24.** ACDE **25.** ABD **26.** ADE

二、填空题

1. 艾滋病患者 炭疽中的肺炭疽患者
2. 鼠疫 霍乱 25 10
3. T 淋巴细胞 B 淋巴细胞

第二节　传染病临床

一、感染性发热的诊断及鉴别

一、选择题

A 型题

1. 传染病发热同时伴有发疹，皮疹出现的先后顺序为：　（　　）

A. 猩红热、天花、水痘、麻疹、斑疹伤寒、伤寒

B. 猩红热、风疹、水痘、麻疹、斑疹伤寒、伤寒

C. 天花、水痘、猩红热、麻疹、斑疹伤寒、伤寒

D. 水痘、天花、猩红热、麻疹、斑疹伤寒、伤寒

E. 水痘、猩红热、天花、麻疹、斑疹伤寒、伤寒

B 型题

第 2～6 题

A. 高热持续，24 h 体温波动不超过 1℃

B. 24 h 体温波动超过 1℃，但最低温度未达正常

C. 24 h 体温波动于高热与常温之下

D. 急起高热，持续数日，高热重复出现

E. 高热数日，退热一日，又再发热数日

2. 间歇热：　（　　）

3. 稽留热：　（　　）

4. 回归热：　（　　）

5. 弛张热：　（　　）

6. 马鞍热：　（　　）

二、填空题

传染病按发热过程可分为 3 个阶段：________期，________期，__________期。

三、简答题

传染病中由病毒感染所致发热的四大特征是什么？

参 考 答 案

一、选择题

1. E　**2.** C　**3.** A　**4.** D　**5.** B　**6.** E

二、填空题

体温上升　极　体温下降

三、简答题

传染病病毒性发热的四大特征是：

（1）自限性发热。

（2）大多呈弛张热。

（3）病毒血症可有明显乏力、食欲减退、过敏症状等。

（4）血象：白细胞总数除乙脑、流行性出血热、狂犬病、传染性单核细胞增多症外，病毒感染白细胞总数通常正常或降低。

二、感染性休克的发病机制、病理生理、诊断要点和治疗

一、选择题

A 型题

1. 有关休克的临床表现中，不包括：（　　）

A. 烦躁不安或表情淡漠、神志昏迷

B. 呼吸急促、脉搏细速

C. 血压均下降

D. 面色苍白或潮红、发绀

E. 尿少或无

2. 低阻力型休克最常见于：（　　）

A. 失血性休克　　B. 烧伤性休克

C. 心源性休克　　D. 感染性休克

E. 创伤性休克

3. 休克输液治疗的原则是：（　　）

A. 血压正常不必输液

B. 补液宁多勿少

C. 补充丢失的部分液体，失多少补多少
D. 视患者的具体情况和心、肾功能
E. 补液宁少勿多，需多少补多少

4. 抗休克治疗中纳洛酮发挥作用主要是通过拮抗：（　　）
A. 儿茶酚胺　B. 血管紧张素
C. β-内啡肽　D. 心肌抑制因子
E. 前列腺素

5. 用糖皮质激素治疗休克的主要机制是：（　　）
A. 疏通内循环，扩张小血管
B. 稳定细胞膜和细胞器
C. 阻断儿茶酚胺的有害作用
D. 增强肝脏的解毒作用
E. 增强心肌收缩力

6. 休克时最先受损的细胞器是：（　　）
A. 溶酶体　B. 高尔基体
C. 核糖体　D. 内质网
E. 线粒体

7. 下列疾病中不发生感染性休克的是：（　　）
A. 暴发性流脑　B. 大叶性肺炎
C. 革兰阴性杆菌败血症　D. 霍乱
E. 细菌性痢疾

8. 急性呼吸窘迫综合征的临床表现中不包括：（　　）
A. 氧分压降低　B. 进行性呼吸困难
C. 进行性发绀　D. 呼吸节律不整
E. 肺底可闻湿啰音

9. 有关感染性休克的实验室检查的说法，正确的是：（　　）
A. 血钠、钾均偏低
B. 初期呈低凝状态，后期呈高凝状态
C. 白细胞计数大多降低
D. 严重休克时血乳酸钠含量常降低
E. 鲎溶解试验有助于内毒素监测

10. 下列选项不是休克晚期的临床表现的是：（　　）
A. 肝衰竭　B. 烦躁不安，但神志尚清
C. 成人呼吸窘迫综合征　D. 顽固性低血压
E. 广泛出血

11. 下列细菌会导致中毒性休克综合征的是：（　　）

A. 铜绿假单胞杆菌　　B. 金黄色葡萄球菌

C. 表皮葡萄球菌　　D. 产碱杆菌

E. 难辨梭状芽胞杆菌

12. 感染性休克发生 DIC 时的治疗，正确的是：（　　）

A. 先治疗 DIC，后处理原发病

B. 早期疑似 DIC 者可先用肝素做实验性治疗

C. 已确诊为 DIC 应及早予肝素治疗

D. 在 DIC 早期应使用抗纤药物预防纤溶

E. 如合用双嘧达莫，肝素用量可酌增

13. 感染性休克主要的病理生理基础是：（　　）

A. 缺氧及酸中毒　　B. 溶酶体释放

C. 微循环障碍　　D. 心肌供血不足

E. 弥散性血管内凝血与纤溶亢进

14. 休克时发生急性肾衰竭诊断的依据是：（　　）

A. 少尿　　B. 氮质血症

C. 多尿　　D. 肾性高血压

E. 肾性贫血

15. 在休克并发急性肾衰竭时，下列临床表现中错误的是：（　　）

A. 尿量可不减少　　B. 血尿素氮增高

C. 血肌酐减少　　D. 代谢性酸中毒

E. 高血钾

16. 下列不属于早期休克的临床表现的一项是：（　　）

A. 面色苍白　　B. 四肢湿冷

C. 尿量减少　　D. 脉压增大

E. 呼吸深快

B 型题

第 17～20 题

A. 感染性休克　　B. 过敏性休克

C. 低血容量性休克　　D. 血源性休克

E. 神经源性休克

17. 高位脊髓麻醉可发生：（　　）

18. 严重烧伤早期可发生：（　　）

19. 暴发性流脑可发生：（　　）

20. 大面积心肌梗死可发生：（　　）

第 21～24 题

A. 缩血管药　　B. 扩血管药

C. 肝素　　D. 盐皮质激素

E. 糖皮质激素

21. 确诊为 DIC 选用：（　）

22. 低排高阻型休克选用：（　）

23. 高排低阻型休克选用：（　）

24. ARDS 选用：（　）

C 型题

第 25～28 题

A. 高阻力型休克　　B. 低阻力型休克

C. 两者均有　　D. 两者均无

25. 干性霍乱所致休克为：（　）

26. 烧伤性休克为：（　）

27. 流行性出血热早期休克为：（　）

28. 革兰阴性杆菌败血症所致休克为：（　）

第 29～32 题

A. 感染性休克　　B. 低血容量性休克

C. 两者均有　　D. 两者均无

29. 普通性伤寒可引起：（　）

30. 革兰阴性杆菌败血症可引起：（　）

31. 霍乱可引起：（　）

32. 中毒性菌痢可引起：（　）

X 型题

33. 缺血缺氧期导致微血管发生强烈痉挛的有：（　）

A. 儿茶酚胺　　B. 血栓素

C. 血小板活化因子　　D. 缓激肽

E. 白三烯

34. 休克时的代谢改变正确的有：（　）

A. 糖原和脂肪代谢亢进

B. 早期可导致呼吸性碱中毒

C. 后期可出现混合性酸中毒

D. 在休克进展时，可出现胰岛素分泌减少，胰高血糖素分泌增加

E. 因 ATP 生成不足，使细胞膜上钠泵运转失灵致细胞水肿

35. 下列关于感染性休克的治疗，正确的是：（　）

A. 为减轻毒血症可给短程肾上腺皮质激素
B. 必须明确致病菌后才予抗生素治疗
C. 宜选用强有力的抗菌谱广的杀菌剂治疗
D. 由于抗生素剂量较大,故应静脉内给药
E. 积极控制感染和抗休克两方面治疗

36. 低排高阻型休克的治疗常用的扩血管药物有： ( )
A. 阿托品　B. 酚妥拉明
C. 去甲肾上腺素　D. 654-2
E. 间羟胺

37. 治疗感染性休克常用的缩血管药物有： ( )
A. 去甲肾上腺素　B. 异丙肾上腺素
C. 间羟胺　D. 东莨菪碱
E. 酚妥拉明

38. 下列关于 ARDS 的治疗,正确的是： ( )
A. 保持气道通畅,必要时予呼气末正压呼吸
B. 可予血管痉挛剂降低肺循环阻力
C. 控制入液量,尽量减少胶体液
D. 可予肺表面活性物质治疗
E. 为防止继发感染,尽量不考虑用肾上腺皮质激素

39. 感染性休克予低分子右旋糖酐的作用是： ( )
A. 防止血细胞凝集和血栓形成
B. 疏通微循环
C. 提高血浆渗透压
D. 防止发生 DIC
E. 降低血液黏滞度

二、简答题

1. 感染性休克的定义是什么？
2. 感染性休克微循环障碍包括哪三期？
3. 感染性休克的治疗原则是什么？

参考答案

一、选择题

1. C 2. D 3. D 4. C 5. B 6. E 7. D 8. D
9. E 10. B 11. B 12. C 13. C 14. B 15. C 16. D
17. E 18. C 19. A 20. D 21. C 22. B 23. A 24. E
25. B 26. A 27. A 28. C 29. D 30. A 31. B 32. A
33. ABCE 34. ABCDE 35. ACDE 36. ABD 37. AC
38. ABD 39. ABCDE

二、简答题

1. 感染性休克是因微生物及其毒素等产物直接或间接地引起急性微循环灌注不足，导致组织缺氧、细胞损害、代谢和功能障碍，甚至多器官功能衰竭的危重综合征。

2. 感染性休克微循环障碍分为：缺血缺氧期、淤血缺氧期、微循环衰竭期。

3. 感染性休克的治疗原则是：

（1）病因治疗。

（2）抗休克治疗：① 补充血容量（胶体、晶体）。② 纠正酸中毒。③ 血管活性药物的应用（扩血管药、缩血管药）。④ 维护重要脏器功能（强心药物的应用、维护呼吸功能、急性肾衰竭的防治、DIC 的治疗、肾上腺皮质激素的应用）。

三、败血症的病原学及发病机制

一、选择题

A 型题

1. 下列关于败血症的叙述中，错误的是： （ ）

A. 革兰阴性细菌败血症发病率明显上升，首先以大肠杆菌为主
B. 均有寒战、高热、皮疹及休克
C. 革兰阳性细菌败血症多以金黄色葡萄球菌为主
D. 真菌败血症常为院内感染的疾病
E. 在免疫功能低下的患者中常以条件致病菌致病

2. 病原体侵入血流，在血中繁殖产生毒素，表现严重的中毒症状，诊断为：（　　）

A. 毒血症　　B. 菌血症

C. 败血症　　D. 脓毒血症

E. 变应性亚败血症

3. 革兰阳性败血症，最具有参考价值的一项是：（　　）

A. 时间长

B. 近来有皮肤感染、呼吸道感染

C. 肝脾肿大

D. 病程中出现迁徙病灶，脑脓肿，肝脓肿

E. WBC 增加，N 升高

4. 关于大肠杆菌败血症，下列叙述错误的是：（　　）

A. 可见双峰热和稽留热　　B. 常有原发病

C. 迁徙性病灶少见　　D. 中毒性休克多见

E. 皮疹及关节症状明显

5. 关于败血症的病原学检查，下列叙述不正确的是：（　　）

A. 尽量在抗菌药物使用前及寒战、高热时进行血培养

B. 宜反复多次送检

C. 采血不宜多，成人 2～3 ml，婴儿 1～2 ml

D. 已使用抗菌药物的病例，可加对氨苯甲酸等以破坏抗生素

E. 有条件时可同时进行真菌和厌氧菌的培养

6. 下列抗菌药物中均可用于绿脓杆菌败血症，除外：（　　）

A. 哌拉西林　　B. 羧苄西林

C. 氨苄西林　　D. 头孢他啶

E. 头孢哌酮

7. 快速鉴别革兰阳性球菌和革兰阴性细菌败血症比较有意义的实验是：（　　）

A. 白细胞计数及分类　　B. 血培养

C. 血沉　　D. 凝集试验

E. 鲎试验

8. 对于败血症和变应性亚败血症的鉴别最有意义的是：（　　）

A. 畏寒、发热　　B. 显著的中毒症状

C. 皮疹　　D. 肝、脾肿大

E. 白细胞总数及中性粒细胞显著增加

9. 诊断败血症最重要的依据是：（　　）

A. 畏寒、发热、明显中毒症状
B. 皮疹
C. 肝、脾肿大
D. 白细胞总数、中性粒细胞显著增加
E. 血或（和）骨髓培养阳性

10. 医院内败血症与静脉导管留置位置有关的最常见的病原菌是：（　　）
A. 表皮葡萄球菌　B. 大肠杆菌
C. 克雷伯杆菌　D. 金黄色葡萄球菌
E. 肠球菌

11. 坏死性皮疹症见于：（　　）
A. 表皮葡萄球菌败血症
B. 产检杆菌败血症
C. 铜绿假单胞杆菌败血症
D. 金黄色葡萄球菌败血症
E. 厌氧菌败血症

12. 宿主对微生物感染的全身反应称为：（　　）
A. 毒血症　B. 菌血症
C. 败血症　D. 脓毒血症
E. 变应性亚败血症

13. 下列败血症病死率最高的是：（　　）
A. 金葡菌败血症　B. 绿脓杆菌败血症
C. 脆弱类杆菌败血症　D. 大肠杆菌败血症
E. 念珠菌败血症

14. 产气荚膜杆菌败血症常发于：（　　）
A. 烧伤后　B. 口腔感染
C. 肺部感染　D. 血液病过程中
E. 不洁流产和外伤后

15. 用广谱抗生素控制肠道菌群，引起葡萄球菌肠炎或真菌性肠炎，称作：（　　）
A. 重复感染　B. 隐性感染
C. 潜在性感染　D. 二重感染
E. 再感染

16. 下列诱因中，易致新生儿败血症的是：（　　）
A. 母乳喂养不定时　B. 人工喂牛奶
C. 未定期洗澡　D. 吸入感染羊水

E. 及时更换尿布

17. 治疗败血症的关键是： ( )

A. 充足的营养和维生素

B. 维持水、电解质和酸碱平衡

C. 适量输血、血浆和白蛋白

D. 合理选用抗菌药物

E. 肾上腺皮质激素解除毒血症症状

18. 使用抗毒血清治疗发生过敏性休克，首选药物是： ( )

A. 氢化可的松 B. 去甲肾上腺素

C. 抗毒素 D. 细胞免疫促进剂

E. 氯苯那敏

19. 引起深部真菌病最常见的病原菌是： ( )

A. 新型隐球菌 B. 念珠菌

C. 曲霉菌 D. 放线菌

E. 毛霉菌

20. 革兰阴性杆菌产生的内毒素属于： ( )

A. 血浆凝固酶 B. 肠毒素

C. 神经氨酸酶 D. 胞壁酸

E. 脂多糖

21. 金黄色葡萄球菌败血症的特征应除外： ( )

A. 多见于男性，病前一般情况良好

B. 原发病灶以呼吸道感染及皮肤黏膜为主

C. 急起发热、寒战、高热

D. 关节症状明显，皮疹形态多样化，易发生迁徙病灶

E. 感染性休克较多见

22. 下列症状中，不属于败血症的临床表现的是： ( )

A. 寒战、高热 B. 关节痛

C. 皮疹 D. 急性肾损害

E. 肝脾肿大

23. 金黄色葡萄球菌产生的酶和毒素不包括： ( )

A. 血浆凝固酶 B. α-溶血素

C. 杀白细胞素 D. 内毒素

E. 肠毒素

24. 治疗败血症抗菌药物的适用原则应除外： ( )

A. 早期、足量、杀菌剂为主

B. 一般用两种药物联合治疗

C. 治疗败血症的疗程一般不少于 3 周

D. 临床诊断败血症先要通过血培养明确病原菌后，再根据药敏试验使用抗生素

E. 根据细菌培养及药敏试验及时调整抗生素

25. 容易产生血栓性静脉炎与黄疸的败血症是：（　　）

A. 金黄色葡萄球菌败血症　B. 绿脓杆菌败血症

C. 脆弱类杆菌败血症　D. 大肠杆菌败血症

E. 念珠菌败血症

26. 金黄色葡萄球菌败血症最常见的迁徙性损害是：（　　）

A. 脑脓肿　B. 肝脓肿

C. 肺脓肿　D. 皮下脓肿

E. 骨髓炎

B 型题

第 27～30 题

A. 回归热　B. 间歇热

C. 稽留热　D. 消耗热

E. 弛张热

27. 体温持续在 40℃左右，一天内体温波动在 1℃内是：（　　）

28. 短期发热持续 1 天至数天，间歇体温正常 1 天至数天后高热又重复出现是：（　　）

29. 24 h 体温波动超过 1℃但最低点未达正常是：（　　）

30. 24 h 体温波动于高热和正常之间是：（　　）

第 31～34 题

A. 甲硝唑

B. 两性霉素 B

C. 哌拉西林

D. 青霉素(氨苄西林)＋氨基糖苷类

E. 头孢他啶

31. 绿脓杆菌败血症首选：（　　）

32. 肠球菌败血症首选：（　　）

33. 厌氧菌败血症首选：（　　）

34. 真菌败血症首选：（　　）

第 35～38 题

A. 脆弱类杆菌　B. 产碱杆菌

C. 白色念珠菌　　D. 金黄色葡萄球菌

E. 大肠杆菌

35. 革兰阴性杆菌败血症最常见的病原菌是：（　）

36. 厌氧菌败血症最常见的病原菌是：（　）

37. 真菌败血症最常见的病原菌是：（　）

38. 革兰阳性球菌败血症最常见的病原菌是：（　）

C 型题

第 39～42 题

A. 金黄色葡萄球菌败血症　　B. 大肠杆菌败血症

C. 两者均有　　D. 两者均无

39. 常以皮肤疖肿及化脓性感染为原发灶：（　）

40. 引起高热、寒战、全身中毒症状明显：（　）

41. 常在早期发现感染性休克及 DIC：（　）

42. 易发生迁徙性脓肿及多发性脓肿：（　）

第 43～46 题

A. 克林霉素　　B. 泰能

C. 两者均有　　D. 两者均无

43. 治疗厌氧菌败血症的是：（　）

44. 治疗大肠杆菌败血症的是：（　）

45. 治疗金葡菌败血症的是：（　）

46. 治疗念珠菌败血症的是：（　）

第 47～50 题

A. 厌氧菌败血症　　B. 肠球菌败血症

C. 两者均有　　D. 两者均无

47. 易并发心内膜炎的是：（　）

48. 易出现血栓性静脉炎与黄疸的是：（　）

49. 经生殖道入侵较常见的是：（　）

50. 常对多种抗生素耐药的是：（　）

第 51～54 题

A. 万古霉素＋氨基糖苷类

B. 青霉素＋氨基糖苷类

C. 两者均有

D. 两者均无

51. 肠球菌败血症治疗用：（　）

52. MRSA 败血症治疗用：（　）

53. 念珠菌败血症治疗用：（　　）

54. 脆弱类杆菌败血症治疗用：（　　）

X 型题

55. 真菌败血症的特点为：（　　）

A. 常有基础病，多在严重疾病的后期，常为医院内感染

B. 低热，病情进展缓慢，多个脏器可见转移病灶

C. 临床毒血症症状可被原发病和伴发的细菌感染所掩盖

D. 预后良好

E. 以白色念珠菌最为多见

56. 革兰阴性细菌败血症的特点哪项是错误的：（　　）

A. 双峰热，相对缓脉多见

B. 致病菌常由泌尿生殖道、肠道、胆道入侵

C. 迁徙病灶常见

D. 中毒性休克多见

E. 易发生迁徙性脓肿

57. 厌氧菌败血症的临床特点是：（　　）

A. 常有原发的基础病，多为混合感染及医院内感染

B. 最多见的致病菌为脆弱类杆菌

C. 易并发血栓性静脉炎及迁徙性脓肿

D. 预后良好

E. 易并发肺炎，婴幼儿患者尤为常见

58. 下列情况属于 SIRS 的有：（　　）

A. Sepsis　　B. 急性胰腺炎

C. 严重创伤　　D. 严重灼伤

E. 严重缺氧

59. 关节症状多见于：（　　）

A. 革兰阴性球菌败血症　　B. 革兰阳性球菌败血症

C. 产碱杆菌败血症　　D. 真菌败血症

E. 厌氧菌败血症

60. 关于老年人败血症正确的有：（　　）

A. 致病菌以革兰阳性球菌多见

B. 多继发于肺部感染

C. 易并发心内膜炎

D. 由压疮入侵者少见

E. 预后差

二、简答题

1. 败血症的定义是什么?
2. 引起败血症的病原有哪些?
3. 败血症的主要临床表现有哪些?
4. 败血症需与哪些疾病鉴别?

参 考 答 案

一、选择题

1. B　2. C　3. D　4. E　5. C　6. C　7. E　8. B
9. E　10. D　11. C　12. D　13. B　14. E　15. D　16. D
17. D　18. A　19. B　20. E　21. E　22. D　23. D　24. D
25. C　26. C　27. C　28. A　29. E　30. B　31. E　32. D
33. A　34. B　35. E　36. A　37. C　38. D　39. A　40. C
41. B　42. A　43. C　44. B　45. B　46. D　47. B　48. A
49. C　50. B　51. C　52. A　53. D　54. D
55. ABCE　56. CE　57. ABCE　58. ABCDE　59. AC
60. BCE

二、简答题

1. 败血症是指病原菌及其毒素侵入血流引起的临床综合征,是一种严重的全身感染。

2. 引起败血症的病原有:革兰阳性球菌、革兰阴性细菌、厌氧菌、真菌及其他。

3. 败血症的临床表现有:毒血症症状、皮疹、关节症状、肝脾轻度肿大、迁徙性损害等。

4. 败血症主要应与变异性亚败血症、伤寒、粟粒性结核、恶性组织细胞病等相鉴别。

四、感染性腹泻的发病机制、病原学诊断和鉴别

一、选择题

A 型题

1. 食物中毒下列哪项说法是正确的： ( )
A. 食物中毒均无传染性
B. 食物中毒可分为细菌性和非细菌性两种
C. 食物中毒病程有自限性，不会引起死亡
D. 食物中毒后都可产生免疫力，罕有重复发病
E. 预防接种可减少食物中毒的发生

2. 能引起传染性食物中毒的致病菌是： ( )
A. 沙门菌　　B. 葡萄球菌
C. 肉毒杆菌　　D. 变形杆菌
E. 产气杆菌

3. 沙门菌导致食物中毒预后最严重的致病菌是： ( )
A. 鸭沙门菌　　B. 鸡沙门菌
C. 病牛沙门菌　　D. 猪沙门菌
E. 鼠伤寒沙门菌

4. 引起细菌性食物中毒最常见的致病菌是： ( )
A. 沙门菌　　B. 葡萄球菌
C. 变形杆菌　　D. 副溶血性弧菌
E. 致病性大肠杆菌

5. 导致细菌性食物中毒预后最严重的致病菌是： ( )
A. 沙门菌　　B.葡萄球菌
C. 肉毒杆菌　　D. 变形杆菌
E. 副溶血性弧菌

6. 男性，24 岁。进食海产品，餐后 4 h 突然发热、剧烈腹痛、腹泻、呕吐，解大便十余次，血水样，偶有黏液血便，无里急后重。体检：轻度脱水征，Bp 12/8 kPa，腹软有压痛。实验室检查：镜检 WBC 5～8/HP，RBC 10～25/HP。最可能的诊断是： ( )
A. 霍乱　　B. 副霍乱
C. 沙门菌食物中毒　　D. 副溶血性弧菌食物中毒
E. 细菌性痢疾

B 型题

第 7～11 题

A. 产肠毒素大肠埃希菌

B. 侵袭性大肠埃希菌

C. 肠出血大肠埃希菌

D. 致病性大肠埃希菌

E. 肠出血大肠埃希菌 O 157∶H 7

7. 引起婴儿腹泻的病原菌：（ ）

8. 引起旅游者及婴儿腹泻的病原菌：（ ）

9. 引起出血性肠炎的病原菌：（ ）

10. 引起类似菌痢临床表现的病原菌：（ ）

11. 导致血性腹泻或伴溶血性尿毒症的病原菌：（ ）

X 型题

12. 毒素性食物中毒的特点是：（ ）

A. 肠毒素引起　B. 有传染性

C. 无传染性　D. 呕吐、腹泻

E. 多有发热

13. 细菌性食物中毒的流行特点是：（ ）

A. 发病突然　B. 时间集中

C. 潜伏期长　D. 集体发病

E. 发病者进食同一食物

14. 神经性食物中毒的处理是：（ ）

A. 洗胃　B. 腹泻剂

C. 清洁灌肠　D. 抗血清治疗

E. 应用抗生素

二、简答题

1. 什么是感染性腹泻？

2. 简述感染性腹泻的发病机制。

参 考 答 案

一、选择题

1. B　**2.** A　**3.** E　**4.** A　**5.** C　**6.** D　**7.** D

8. A　**9.** C　**10.** B　**11.** E　**12.** ACD　**13.** ABDE
14. ABCD

二、简答题

1. 感染性腹泻是指由于细菌、毒素或病毒造成排便次数增多，并呈不同程度的稀便。常常伴有肠痉挛所致的腹痛。

2. 感染性腹泻的发病机制是由于细菌、毒素或病毒等造成肠黏膜分泌旺盛、水分吸收减少或全不吸收及肠蠕动亢进导致腹泻，出现脱水、酸中毒和电解质紊乱。

五、中枢神经系统感染的鉴别诊断和治疗

一、选择题

A 型题

1. 4 岁儿童，发热、头痛、嗜睡 4 天，于 7 月 22 日就诊。血象：WBC 15×10^9/L，N 0.85%，L 0.15%。脑脊液：细胞总数100×10^6/L，多核细胞占 70%，蛋白质 0.6 g/L，糖 3 mmol/L，氯化物 120 mmol/L。最可能的诊断是：（　）

A. 流行性脑脊髓膜炎　B. 化脓性脑膜炎
C. 流行性乙型脑炎　D. 结核性脑膜炎
E. 脑型疟疾

2. 乙脑与流脑的临床鉴别，最重要的是：（　）
A. 意识障碍的出现与程度
B. 生理反射异常及出现病理反射
C. 抽搐发作程度
D. 皮肤淤点及淤斑
E. 颅内压升高程度，呼吸衰竭的出现

3. 5 岁患儿，8 月 4 日因发热、嗜睡、头痛 4 天入院。体温 40.5℃，浅昏迷，颈强直，双侧瞳孔小，膝跳反射亢进，巴氏征阳性，脑脊液透明色，白细胞数 88×10^6/L，多核 0.6，单核 0.4，葡萄糖 2.7 mmol/L，氯化物 118 mmol/L，蛋白 0.8 g/L。外周血白细胞 15×10^9/L，中性粒细胞 0.75，淋巴细胞 0.25。最可能的诊断是：（　）
A. 中毒性痢疾　B. 结核性脑膜炎

C. 流行性脑脊髓膜炎　　D. 流行性乙型脑炎
E. 虚性脑膜炎

4. 疑为中枢神经系统感染患者，脑脊液检查：压力 220 mmH_2O，白细胞 $200\times10^6/L$，葡萄糖 2.8 mmol/L，蛋白 1.0 g/L，氯化物120 mmol/L。考虑为：（　）
A. 病毒性脑炎　　B. 结核性脑膜炎
C. 化脓性脑膜炎　　D. 虚性脑膜炎
E. 不属于以上任何情况

5. 乙脑与中毒性菌痢的区别在于：（　）
A. 乙脑起病相对于中毒性菌痢较慢
B. 中毒性菌痢常在 24 h 内出现高热、抽搐、昏迷
C. 中毒性菌痢常有中毒性休克
D. 乙脑常有脑膜刺激征，脑脊液检查异常
E. 作肛拭子或生理盐水灌肠，镜检大便有鉴别意义

6. 脑脊液检查，鉴别结合性脑膜炎与病毒性脑炎最有意义的项目是：（　）
A. 脑脊液的透明度　　B. 脑脊液的压力
C. 糖和氯化物是否降低　　D. 脑脊液细胞数
E. 蛋白质增高的程度

7. 化脓性脑膜炎最可靠的诊断依据是：（　）
A. 急起高热、惊厥、昏迷　　B. 剧烈头痛、喷射状呕吐
C. 脑膜刺激征阳性　　D. 脑脊液细胞数明显增高
E. 脑脊液中检出化脓性细菌

8. 10 个月患儿，低热、嗜睡 7 天，时有呕吐、咳嗽，家中无结核病人。查体：烦躁不安，前囟稍隆起，颈抵抗，心、肺无异常，肝、脾轻度肿大。脑脊液：外观清亮，WBC $250\times10^6/L$，N 0.30，L 0.70，潘氏试验（＋），氯化物 96.8 mmol/L，葡萄糖 1.63 mmol/L，OT 试验（－）。最可能的诊断是：（　）
A. 化脓性脑膜炎　　B. 病毒性脑炎
C. 结核性脑膜炎　　D. 隐球菌性脑膜炎
E. 中毒性脑病

9. 4 岁男孩，5 天前咳嗽、流涕，体温 38.5℃，曾诊断“上感”，对症处理无效，精神差，嗜睡，间有呕吐，晨起抽搐，继而昏迷，就诊时心跳已停止，抢救无效死亡。脑脊液：外观清亮，细胞数 $280\times10^6/L$，N 0.20，L 0.80，蛋白质 500 mg/L，葡萄糖 4 mmol/L，氯化物118 mmol/L。分析死因，你认为下列哪种病最有可能：（　）

A. 化脓性脑膜炎　　B. 病毒性脑炎
C. 中毒性脑炎　　D. 结核性脑膜炎
E. 败血病

10. 6岁女孩，高热、头痛、呕吐2天，昏迷1天，2天前曾排稀便数次，无脓血，皮疹（－），心、肺（－），脑膜刺激征（＋），双侧巴氏征（＋），大便常规无异常。血象：WBC 6×10^9/L，N 0.30，L 0.70。最可能的诊断是：（　　）

A. 中毒性脑病　　B. 中毒性菌痢
C. 化脓性脑膜炎　　D. 结核性脑膜炎
E. 病毒性脑炎

11. 1岁患儿，高热、呕吐9 h，休温40℃，面色青灰，嗜睡，前囟隆起，颈软，咽充血，心、肺（－），腹软，肝、脾不肿大，克、布氏征（－）。血常规：WBC 16×10^9/L，N 0.78，L 0.22。脑脊液：外观清亮，细胞数 10×10^6/L，蛋白质300 mg/L，葡萄糖3.6 mmol/L，氯化物115 mmol/L。最可能的诊断是：（　　）

A. 急性胃炎　　B. 中毒性痢疾
C. 早期化脓性脑膜炎　　D. 瑞氏综合征
E. 严重的上呼吸道感染

C型题

第12～13题

A. 脑脊液中糖定量降低
B. 脑脊液中白细胞数明显增多（$>1\,000\times10^6$/L）
C. 两者均有
D. 两者均无

12. 流行性脑脊髓膜炎：（　　）

13. 流行性乙型脑炎：（　　）

第14～16题

A. 肛拭子或生理盐水灌肠镜检粪便，可见白细胞或脓细胞
B. 高热、抽搐、昏迷
C. 两者均有
D. 两者均无

14. 中毒性痢疾：（　　）

15. 乙型脑炎：（　　）

16. 脑型疟疾：（　　）

第17～18题

A. 皮肤花纹　　B. 意识障碍

C. 两者均有　　D. 两者均无

17. 中毒性痢疾：（　　）

18. 乙型脑炎：（　　）

第19～20题

A. 脑膜刺激征　　B. 脾脏肿大，明显贫血

C. 两者均有　　D. 两者均无

19. 脑型疟疾：（　　）

20. 乙型脑炎：（　　）

X型题

21. 可帮助鉴别乙脑与脑型疟疾的是：（　　）

A. 发病季节

B. 脾肿大

C. 血常规检查，脑型疟疾常有贫血

D. 流行病学史

E. 意识障碍的程度

二、简答题

1. 何谓中枢神经系统感染？

2. 试述中枢神经系统感染的主要临床表现。

3. 试述中枢神经系统感染的治疗原则。

参考答案

一、选择题

1. C　**2.** D　**3.** D　**4.** A　**5.** E　**6.** C　**7.** E　**8.** C

9. B　**10.** E　**11.** C　**12.** C　**13.** D　**14.** C　**15.** B　**16.** B

17. C　**18.** B　**19.** C　**20.** A　**21.** BCD

二、简答题

1. 中枢神经系统感染是由多种病原体（包括细菌、病毒、真菌、寄生虫、螺旋体、朊毒体等）侵犯中枢神经系统，引起的发热、头痛以及其他颅内高压综合征、抽搐、意识改变和局灶性神经症状、体征等脑部临床表现。感染进展迅速，能在短期内造成死亡或终身损害。

2. 中枢神经系统感染的主要临床表现是有发热、头痛、呕吐（呈喷射性呕吐）。

3. 中枢神经系统感染的治疗原则是：

（1）病因治疗。

（2）对症治疗：包括卧床休息，降温，降低颅内压，抗抽搐药物应用，补液纠正酸碱失衡、电解质紊乱及支持治疗，呼吸衰竭的治疗，促进脑细胞代谢药物的应用，改善微循环，增加脑灌流量，苏醒剂的应用。

六、抗菌药物的临床应用

一、选择题

A 型题

1. 第一个应用于临床的抗生素是：（　　）

A. 磺胺药　　B. 氯霉素

C. 土霉素　　D. 青霉素

E. 四环素

2. 控制深部真菌感染最有效的药物是：（　　）

A. 制霉菌素　　B. 酮康唑

C. 两性霉素 B　　D. 灰黄霉素

E. 氟康唑

3. 最常见的肾毒性药物是：（　　）

A. 青霉素　　B. 氨基糖苷类

C. 大环内酯类　　D. 磺胺药

E. 磷霉素

4. 脑膜炎双球菌感染首选：（　　）

A. 大剂量青霉素　　B. 小剂量青霉素

C. 四环素　　D. 磺胺药

E. 氯霉素

5. 合理使用抗菌药物的先决条件是：（　　）

A. 确立病原学诊断

B. 熟悉选用药物的适应证、抗菌活性、药代动力学和不良反应

C. 据患者的生理、病理、免疫状态选药

D. 某些情况下须严格控制抗微生物药物的使用

E. 确定药物可能导致的不良反应

6. 在抗微生物药中，肾毒性最常见于：（　　）

A. 大环内酯类抗生素
B. 磺胺类抗生素
C. 内酰胺类抗生素
D. 氨基糖苷类抗生素
E. 万古霉素

7. 抗菌药物中,最易引起皮疹的是: (　　)
A. 氨苄西林
B. 磺胺药
C. 碳青酶烯类(如亚胺培南)
D. 磷霉素
E. 氯霉素

8. 肝功能受损时避免使用下列药物,应除外: (　　)
A. 四环素
B. 氯霉素
C. 两性霉素 B
D. 青霉素类和头孢菌素类
E. 磺胺类药物

9. 有关抗菌药物排泄的叙述中,错误的是: (　　)
A. 通过粪便排泄的抗生素主要是大环内酯类、四环素类、利福平,口服使用的氨基糖苷类和万古霉素
B. 氨基糖苷类和头孢菌素类可经血液透析消除一部分,故透析后须加 1 次剂量或半量
C. 氨基糖苷类在碱性尿中作用较强,四环素类在酸性尿中作用较强
D. 头孢哌酮、头孢曲松、哌拉西林在胆汁中浓度较低,故不宜用于胆道感染的治疗
E. 大多数药物自肾排泄,仅两性霉素在尿中浓度较低

B 型题

第 10～14 题
A. 影响细菌细胞壁的合成
B. 影响细菌细胞膜的通透性
C. 影响细菌蛋白质的合成
D. 影响细菌核酸的代谢
E. 影响细菌叶酸的代谢

10. 两性霉素 B: (　　)
11. 万古霉素: (　　)
12. 喹诺酮类: (　　)
13. 氨基糖苷类: (　　)
14. TMP: (　　)

X 型题

15. 抗微生物药物联合应用的指征是: (　　)
A. 病因未明的严重感染
B. 单一抗微生物药不能控制的严重混合感染
C. 单一抗微生物药不能控制的严重感染

D. 需要长期用药而细菌容易产生耐药性者
E. 为了减轻毒性较大的抗微生物药物的剂量，减轻其毒副作用

16. 下列情况使用抗微生物药物要严格控制：（　　）
A. 病毒性疾病和发热不明者不宜使用抗微生物药物
B. 皮肤黏膜等局部使用抗微生物药物须严格控制
C. 抗微生物药物的预防性使用须严加控制
D. 无指征的抗微生物药物联合使用
E. 风湿病复发的预防

17. 下列措施中有助于防止细菌耐药性的是：（　　）
A. 院内严格执行消毒隔离措施，防止耐药菌交叉感染
B. 对细菌耐药性监测，并将监测资料提供给临床参考
C. 临床医师严格掌握抗微生物药物的适应证
D. 临床医师在临床工作中要按要求洗手
E. 寻找和开发新的抗微生物药物

18. 三代头孢菌素类抗生素具有以下特性：（　　）
A. 对肠球菌耐药，对葡萄球菌等革兰阳性菌较差
B. 对肠杆菌科细菌、奈瑟菌属、流感杆菌作用强大
C. 对 β-内酰胺酶较稳定
D. 肾毒性较小，头孢曲松半衰期长，头孢哌酮在胆汁中浓度高
E. 头孢他啶、头孢哌酮对铜绿假单胞菌具有良好的抗菌活性

19. 抗微生物药物主要不良反应有：（　　）
A. 毒性反应　　B. 变态反应
C. 细菌耐药性　　D. 致畸形作用
E. 二重感染

20. 喹诺酮类抗微生物药物的特点包括：（　　）
A. 新品种对革兰阳性菌和革兰阴性菌、厌氧菌均具有较强的抗菌活性
B. 口服吸收好，体内分布广，细胞内浓度高，对胞内细菌作用好
C. 半衰期长，多经肾脏排泄，尿中浓度高
D. 孕妇和小儿发育不良者慎用，大剂量静脉注射可致抽搐
E. 作用于 DNA 旋转酶，是杀菌剂

21. 关于抗微生物药物变态反应正确的叙述是：（　　）
A. 变态反应种类多，如过敏性休克、药物热、皮疹、血清病样反应、血管神经性水肿
B. 导致过敏性休克最常见的抗微生物药物为青霉素，其次为链霉素
C. 皮疹是最常见的变态反应，氨苄西林是最常出现皮疹的抗生素

D. 药物热诊断较为困难，常有严重的中毒症状，血中嗜酸性粒细胞减少
E. 出现过敏性休克应及时转院治疗

二、简答题

1. 抗菌药物常见的不良反应有哪些？
2. 抗菌药物临床应用的原则是什么？

参考答案

一、选择题

1. A　**2.** C　**3.** B　**4.** A　**5.** A　**6.** D　**7.** A　**8.** D
9. D　**10.** B　**11.** A　**12.** D　**13.** C　**14.** E
15. ABCDE　**16.** ABCD　**17.** ABCDE　**18.** ABCDE
19. ABCE　**20.** ABCDE　**21.** ABC

二、简答题

1. 抗菌药物常见的不良反应包括：

（1）毒性反应：① 神经系统损害；② 肾毒性；③ 肝损害；④ 血液系统损害。

（2）变态反应。

（3）二重感染。

2. 抗菌药物临床应用的原则是：① 尽早明确病原。② 掌握抗菌药物的适应证、抗菌活性、药动学和不良反应。③ 合理用药：根据不同年龄患者的生理、病理、免疫状况等选药。④ 不明原因发热、疑似病毒性疾病者不宜用抗菌药物。⑤ 尽量避免局部（皮肤、黏膜）应用抗菌药物。⑥ 抗菌药物联合应用应考虑抗菌药物的“无关、累加、协同、拮抗”作用。

七、抗病毒药物的临床应用

一、选择题

X 型题

1. 利巴韦林的特点是：（　　）

A. 又名为三氮唑核苷
B. 又名为病毒唑
C. 为广谱抗病毒药物
D. 可口服也可静脉滴注
E. 对多种病毒均有抑制作用

2. 口服利巴韦林在临床可防治：　(　　)
A. 甲型肝炎
B. 带状疱疹病毒
C. 皮肤单纯疱疹病毒感染
D. 上呼吸道感染
E. 腺病毒肺炎

3. 利巴韦林的不良反应有：　(　　)
A. 血清总胆红素升高
B. 胃肠道反应
C. 可逆性贫血
D. 致畸作用
E. 皮肤干燥、瘙痒

4. 阿昔洛韦临床用于：　(　　)
A. 单纯疱疹性角膜炎
B. 皮肤、黏膜疱疹病毒感染
C. 水痘、带状疱疹病毒感染
D. 生殖器疱疹病毒感染
E. HIV 病毒感染并水痘、带状疱疹病毒感染

5. 阿昔洛韦的不良反应有：　(　　)
A. 轻度局部刺激
B. 恶心、厌食
C. 头痛
D. 皮疹
E. 暂时性肾损伤

二、简答题

1. 抗病毒药物在临床应用中应注意什么？
2. 抗病毒药物分哪几类？

参考答案

一、选择题

1. ABCDE　**2.** ABCDE　**3.** ABCDE　**4.** ABCDE　**5.** ABCDE

二、简答题

1. 抗病毒药物的临床应用时要注意：
(1) 抗病毒药物可保护未感染细胞，在感染早期未产生明显病变时使用

疗效好。

(2) 抗病毒药多为病毒复制的抑制剂。

(3) 抗病毒药物可产生耐药性,病毒易产生变异。

2. 抗病毒药物可分为:

(1) 核苷类:碘苷、阿苷洛韦、阿糖腺苷、利巴韦林等。

(2) 干扰素和干扰素诱导剂。

(3) 其他化学性抗病毒药:金刚烷胺、甲基金刚烷胺、磷甲酸等。

八、肾上腺皮质激素在传染病中的应用

一、选择题

A 型题

1. 下列糖皮质激素类药物中抗炎作用最强的是: ( )

A. 地塞米松　　B. 泼尼松

C. 泼尼松龙　　D. 可的松

E. 氢化可的松

2. 皮质激素类药物用于慢性炎症的主要目的是: ( )

A. 稳定溶酶体膜,减少蛋白水解酶的释放

B. 抑制花生四烯酸释放,使 PG 合成减少

C. 抑制肉芽,制止生长,防止粘连和瘢痕形成

D. 促进炎症消散

E. 降低毛细血管通透性

3. 糖皮质激素诱发和加重感染的主要原因是: ( )

A. 抑制炎症反应和免疫反应,降低机体防御功能

B. 激素用量不足,无法控制症状

C. 病人对激素不敏感

D. 激素与抗生素合用药效减弱

E. 激素能促使病原微生物繁殖

4. 与糖皮质激素类药物抗休克作用无关的是: ( )

A. 解除血管痉挛

B. 降低血管对某些缩血管物质的敏感性

C. 稳定溶酶体膜

D. 提高机体对细菌内毒素的耐受力

E. 扩充血容量

5. 糖皮质激素类药物对血液成分的影响是： ( )

A. 减少血中中性粒细胞数
B. 减少血中淋巴细胞数
C. 减少血中血小板数
D. 减少血中红细胞数
E. 血红蛋白含量降低

6. 糖皮质激素和抗生素联合治疗重症感染的目的是： ( )

A. 消除抗生素的副作用
B. 增强抗生素的抗菌活性
C. 增强机体的应激性
D. 增强机体防御功能
E. 抗毒、抗休克、缓解毒血症症状

7. 长期应用糖皮质激素，突然停药或减量过快引起反跳现象是由于：( )

A. ACTH 突然分泌增多
B. 肾上腺皮质功能亢进
C. 甲状腺功能亢进
D. 病人对激素产生了依赖性
E. 以上都不是

8. 糖皮质激素用于严重中毒性感染及各种休克，可采用： ( )

A. 小剂量快速静脉给药
B. 大剂量突击静脉给药
C. 小剂量口服替代疗法
D. 一般剂量长期口服
E. 大剂量长期静脉给药

B 型题

第 9～10 题

A.严重中毒性感染及休克
B.接触性皮炎
C.慢性肾上腺皮质功能不全
D.重症心功能不全
E.肾病综合征

9. 小剂量糖皮质激素替代疗法用于： ( )

10. 一般剂量糖皮质激素长期疗法用于： ( )

C 型题

第 11～14 题

A.泼尼松龙
B.促皮质激素
C.两者皆是
D.两者皆不是

11. 局部外用治疗过敏性皮炎的药物是： ( )

12. 口服无效，必须注射给药的药物是： ( )

13. 淋巴细胞性白血病可选用： ( )

14. 用于诊断脑垂体前叶-肾上腺皮质功能水平的药物是： ( )

X 型题

15. 糖皮质激素的药理作用有： ( )

A. 抑制各种炎症反应
B. 中和毒素作用

C. 抗免疫反应
D. 提高中枢神经系统兴奋性
E. 抗休克作用

16. 糖皮质激素可用于： ( )
A. 原因不明的高热
B. 风湿性关节炎
C. 过敏性休克
D. 急性淋巴细胞性白血病
E. 病毒性水痘

17. 糖皮质激素不良反应有： ( )
A. 诱发或加重感染
B. 类库欣综合征
C. 骨质疏松
D. 血压下降
E. 诱发或加重消化性溃疡病

18. 糖皮质激素可引起与蛋白质代谢相关的症状是： ( )
A. 高血压
B. 骨质疏松，伤口愈合迟缓
C. 肌肉萎缩
D. 向心性肥胖
E. 精神失常

19. 长期应用糖皮质激素，突然停药或减量过快可： ( )
A. 引起肾上腺皮质萎缩和功能不全
B. 应激状态下易发生肾上腺危象
C. 原病情恶化
D. 原病情复发
E. 反跳现象

20. 糖皮质激素禁用于： ( )
A. 严重高血压
B. 糖尿病
C. 严重精神病
D. 孕妇
E. 角膜溃疡

二、简答题

1. 肾上腺皮质激素的药理作用包括哪些？
2. 试述肾上腺皮质激素的适应证。
3. 试述肾上腺皮质激素的禁忌证。
4. 试述肾上腺皮质激素常见的不良反应。
5. 肾上腺皮质激素的并发症有哪些？

参考答案

一、选择题

1. A 2. C 3. A 4. E 5. B 6. E 7. D 8. B
9. C 10. E 11. D 12. B 13. A 14. B
15. ACDE 16. BCD 17. ABCE 18. BC 19. ABCDE
20. ABCDE

二、简答题

1. 肾上腺皮质激素的药理作用包括：抗炎作用、抗毒作用、抗过敏作用、抗休克作用、退热作用、抗免疫作用、利胆退黄作用、对胃肠道的作用、抗脑水肿作用、对血液与造血系统的作用。

2. 肾上腺皮质激素的适应证包括：

(1) 绝对适应证：严重感染。

(2) 一般适应证：细菌感染、病毒感染、立克次体病、寄生虫病等。

3. 肾上腺皮质激素的禁忌证包括：

(1) 绝对禁忌证：水痘、单纯疱疹及疱疹性角膜炎、痘苗接种、带状疱疹、真菌感染及阿米巴病等。

(2) 相对禁忌证：活动性胃、十二指肠溃疡，中度以上糖尿病，重症高血压病，库欣综合征，精神病，骨折等。

4. 肾上腺皮质激素常见的不良反应有：

(1) 代谢失调：电解质代谢失调，水钠潴留、排钾作用异常，引起高血钠、低血钾、水肿；蛋白质代谢失调，肌肉萎缩，骨质疏松，自发性骨折；糖代谢失调，血糖升高；脂肪代谢失调，脂肪集中于面部、肩背部。

(2) 类库欣综合征：向心性肥胖，多毛，痤疮，低血钾，高血压，血糖增高，水肿，食欲亢进等。

5. 溃疡病加重，出血，穿孔，胰腺炎，胰腺坏死，脂肪肝，精神改变，失眠，兴奋，易激动等，可诱发原有的精神病及癫痫发作，医源性肾上腺皮质功能不全，月经失调，停经。并发感染或使原有的感染扩散。停药综合征与“反跳”现象。

九、医院感染的概念和防治

简答题

1. 医院感染的概念是什么？
2. 什么情况属于医院感染？

参 考 答 案

简答题

1. 医院感染是指住院病人在医院内获得的感染，包括住院期间发生的感染和在医院内获得出院后发生的感染；但不包括入院前一开始或入院时已存在的感染。医院工作人员在医院内获得的感染也属医院感染。

2. 医院感染包括有：

（1）无明确潜伏期的感染，规定入院 48 h 发生的感染为医院感染。有明确潜伏期的感染，自入院时起超过平均潜伏期后发生的感染为医院感染。

（2）本次感染直接与上次住院有关。

（3）在原有感染基础上出现其他部位新的感染（除外脓毒血迁徙灶），或在医院感染已知病原体基础上又分离出新的病原体（排除污染和原来的混合感染）的感染。

（4）新生儿分娩过程中和产后获得的感染。

（5）由于诊疗措施的潜在性感染，如疱疹病毒、结核杆菌等的感染。

（6）医务人员在医院工作期间获得的感染。

第三节 肝脏的生理和解剖

一、选择题

A 型题

1. 与胆红素有较强亲和力的物质是： （ ）

A. 白蛋白　B. 血红蛋白　C. 肌红蛋白　D. 弹性蛋白　E. 球蛋白

2. 未结合葡萄糖醛酸的胆红素被称为： （ ）

A. 旁路性胆红素　B. 非酯型胆红素　C. 酯型胆红素　D. 间接反应胆红素　E. 未结合型胆红素

3. 在血液中非酯型胆红素与下述哪种物质结合而被运输： （ ）

A. Y 蛋白　B. Z 蛋白　C. 白蛋白　D. 球蛋白　E. 脂蛋白

4. 形成粪便颜色的主要物质是： （ ）

A. 非酯型胆红素　B. 酯型胆红素　C. 粪胆素　D. 粪胆原　E. 胆绿素

5. 引起肝前性黄疸的原因是： （ ）

A. 胆红素生成增多

B. 肝脏摄取和结合胆红素障碍

C. 肝脏排泄胆红素障碍

D. 肝外胆道梗阻

E. 肠肝循环加速

6. 下述选项不是引起溶血性黄疸的原因的是： （ ）

A. 异型输血　B. 蚕豆病　C. 地中海贫血　D. 胆道结石　E. 新生儿溶血

7. 溶血性黄疸时： （ ）

A. 胆红素定性试验间接反应阳性

B. 胆红素定性试验间接反应阴性

C. 尿中胆红素阳性
D. 粪中粪胆原减少
E. 粪中粪胆素减少

8. 下述检查结果,不符合肝细胞性黄疸特点的是: ( )
A. 胆红素定性试验间接反应阳性
B. 胆红素定性试验间接反应阴性
C. 尿中胆红素阳性
D. 粪中粪胆原减少
E. 粪中粪胆素减少

9. 完全梗阻性黄疸可以出现: ( )
A. 胆红素定性试验双相反应阳性
B. 血清非酯型胆红素增多
C. 尿中出现胆红素
D. 粪中粪胆原、粪胆素增多
E. 尿中尿胆原增多

10. 长期肝外胆道阻塞可以出现: ( )
A. 胆红素定性试验双相反应阳性
B. 粪中粪胆素增加
C. 尿中无胆红素
D. 粪中粪胆原增加
E. 尿中尿胆原增多

B 型题

第 11~13 题
A. 铅中毒　　B. 异型输血
C. 肝炎　　D. 胆道结石
E. 先天性肝细胞内 Y 蛋白缺乏

11. 溶血性黄疸的原因是: ( )
12. 肝前性非溶血性黄疸的原因是: ( )
13. 肝外胆道阻塞性黄疸的原因是: ( )

第 14~16 题
A. 血清非酯型胆红素增高,胆红素定性试验直接反应阳性
B. 血清非酯型胆红素增高,胆红素定性试验间接反应阳性
C. 血清酯型胆红素增高,胆红素定性试验直接反应阳性
D. 血清酯型胆红素增高,胆红素定性试验间接反应阳性
E. 血清酯型和非酯型胆红素均增高,胆红素定性试验双相反应阳性

14. 溶血性黄疸：（　　）

15. 肝细胞性黄疸：（　　）

16. 长期肝外胆道阻塞性：（　　）

C 型题

第 17～18 题

A. 血清非酯型胆红素增高　　B. 血清酯型胆红素增高

C. 两者均无　　D. 两者均有

17. 肝细胞性黄疸：（　　）

18. 重度阻塞性黄疸：（　　）

第 19～21 题

A. 粪中粪胆原减少

B. 尿中尿胆原增多

C. 两者均无

D. 两者均有

19. 肝细胞性黄疸出现：（　　）

20. 溶血性黄疸出现：（　　）

21. 长期梗阻性黄疸出现：（　　）

X 型题

22. 胆红素除了来源于血红蛋白外，还来源于：（　　）

A. 衰老的红细胞　　B. 骨髓内未成熟的红细胞

C. 肌红蛋白　　D. 细胞色素

E. 过氧化氢酶

23. 肝脏内与非酯型胆红素结合的载体蛋白有：（　　）

A. Y 蛋白　　B. Z 蛋白

C. 白蛋白　　D. 球蛋白

E. 脂蛋白

24. 引起肝前性非溶血性黄疸的原因是：（　　）

A. 衰老红细胞的大量分解

B. 较多血红蛋白未变成成熟的红细胞的成分就分解了

C. 细胞色素分解生成的胆红素增多

D. 肌红蛋白分解生成的胆红素增多

E. 骨髓中新生红细胞在释放入血之前大量崩溃

25. 肝细胞性黄疸临床生化测定表现为：（　　）

A. 胆红素定性试验间接反应阳性

B. 胆红素定性试验直接反应阳性

C. 尿中胆红素阳性
D. 粪中粪胆原减少
E. 尿中尿胆原增多

26. 长期梗阻性黄疸临床生化测定表现为： （ ）
A. 胆红素定性试验间接反应阳性
B. 胆红素定性试验直接反应阳性
C. 尿中胆红素阳性
D. 粪中粪胆原减少
E. 尿中尿胆原减少

二、填空题

1. 肝门包括________、____________、________及____________。
2. 肝脏的血液供应______________、______________。
3. 胆道系统由____________开始集合成____________，再汇合成____________由肝门出肝，汇合成____________，再与____________汇合成____________，开口于十二指肠乳头部。
4. 肝脏主要生理功能包括__________、__________。
5. 物质代谢作用包括____________、______________________、______________、____________________、________________。
6. 肝脏物质代谢包括__________________________________。
7. 肝功能检查包括____________、____________、____________、__________________。

参 考 答 案

一、选择题

1. D **2.** B **3.** C **4.** C **5.** A **6.** D **7.** A **8.** B
9. C **10.** A **11.** B **12.** A **13.** D **14.** B **15.** E **16.** E
17. C **18.** C **19.** C **20.** A **21.** A
22. CDE **23.** AB **24.** BE **25.** ABCDE **26.** ABCDE

二、填空题

1. 肝管 门静脉 肝固有动脉 淋巴管和神经
2. 1/4 来自肝动脉 3/4 来自门静脉

3. 毛细胆管　小叶间胆管　左右肝管　肝总管　胆囊管　胆总管

4. 分泌功能　物质代谢作用

5. 储存糖原　氨基酸、脂肪、葡萄糖的转化　蛋白质合成　　脂肪运输、脂肪酸氧化　解毒功能

6. 糖、脂肪、蛋白质代谢

7. 胆红素代谢　脂肪代谢　蛋白质代谢　酶类代谢

第四节　传染病监测与法规

一、填空题

1. 根据消毒杀灭微生物的种类的作用强弱，可将各种物理和化学消毒方法分为______、______、______、______四种消毒方法。
2. 消毒效果监测的主要方法有：____________、____________、________________、________________、________________。
3. 传染病可分为：______、______、______三类。甲类传染病是指：______、______，城市必须在__________h 内上报，农村必须在________小时内上报。乙类有________种，丙类有________种。
4. 对甲类传染病病人和病原携带者，乙类传染病中的__________病人、炭疽中的__________病人，予以________治疗。

二、简答题

1. 何为传染病的潜伏期？
2. 简述消毒的概念。

参考答案

一、填空题

1. 灭菌　高效　中效　低效

2. 物理测试法　化学指示剂测试法　生物指示剂测试法　自然菌采样测定法　无菌检查法

3. 甲类　乙类　丙类　鼠疫　霍乱　2　4　25　10

4. 艾滋病　肺炭疽　隔离

二、简答题

1. 传染病潜伏期是指从病原体侵入人体起，至开始出现临床症状为止的时间，称为潜伏期。潜伏期通常相当于病原体在体内繁殖、转移、定位、引起组织损伤和功能改变致临床症状出现之前的整个过程。

2. 消毒是指用化学、物理、生物的方法杀灭或消除环境中的致病微生物，达到无害化。

第二章　基础知识

第一节　病毒感染

一、病毒性肝炎

一、选择题

A 型题

1. 下列检查中有助于乙型肝炎的早期诊断的是：（　　）

A. HBsAg　　B. ALT

C. 血清总胆红素　　D. 凝血酶原时间

E. 血清白球蛋白比

2. 下列选项中，与急性重症肝炎临床诊断依据不符合的是：（　　）

A. 病情发展迅速，黄疸持续升高

B. 肝脏进行性缩小

C. 出现精神神经症状

D. 有出血倾向和腹水

E. 发生于急性肝炎起病 3 周后

3. 预防丙型肝炎最重要的措施是：（　　）

A. 使用一次性注射器　　B. 筛选献血员

C. 严格饮水、饮食卫生　　D. 丙肝疫苗

E. 高效价免疫球蛋白

4. 鉴别各型病毒性肝炎最可靠的依据是：（　　）

A. 发病季节　　B. 患者年龄

C. 起病方式　　D. 临床症状

E. 病原学或血清学检查结果

5. 为阻断乙型肝炎母婴传播，最佳措施是：（　　）

A. 终止妊娠

B. 避免剖宫产

C. 产后减少母婴传播
D. 新生儿产后立即注射乙肝疫苗
E. 禁止母乳喂养

6. 有关乙型肝炎的特点不符的是： ( )
A. 存在母婴传播
B. 冬春季为流行季节
C. 有家庭聚集现象
D. 中度慢性肝炎有肝外器官损害
E. 是原发性肝癌的主要原因

7. 目前临床诊断甲型病毒性肝炎采用： ( )
A. HAV-RNA　　B. 抗 HAV-IgM
C. 抗 HAV-IgG　　D. 粪便中查 HAV
E. 组织培养分离 HAV

8. HBV 表面抗原(HBsAg)的亚型有： ( )
A. 4 个　　B. 6 个
C. 8 个　　D. 10 个
E. 12 个

9. 18 岁，女性，在一次体检中发现 HBsAg(＋)，当时无自觉症状，体征、肝功能正常。次年 5 月中旬，因发热数日、无力、恶心、巩膜黄染而住院，ALT 200 U，血清总胆红素＞17.1 μmol/L，抗-HAV IgM(＋)，抗-HBC(＋)。下列诊断中可能性最大的是： ( )
A. HBsAg 携带者合并急性黄疸型甲型肝炎
B. 轻度慢性乙型肝炎
C. 中度慢性乙型肝炎
D. 乙肝合并丙肝
E. 急性黄疸型甲型肝炎

10. 男性，38 岁，1 周来发热、乏力、纳差、尿黄。近 3 天黄疸迅速加重，神志恍惚。肝功能：ALT 580 U/L，TBIL 280 μmol/L，胆碱酯酶(CHE) 3 500 U/L。下列各项检查对确诊重症肝炎最有价值的是： ( )
A. 抗 HAV-IgM　　B. HAV 二对半
C. HCV-RNA　　D. 凝血酶原活动度
E. 抗 HEV

二、填空题

1. 甲型肝炎病人根据血清标志物______________阳性，可作早期诊断。

2. 甲肝的主要传染源为________和________，自________至________传染性较强。
3. 急性黄疸型肝炎分为________、________、________三期。
4. 乙肝病毒为________病毒，丙肝病毒为________病毒，丁肝病毒为________病毒。
5. 乙型肝炎的流行特征是________、________、________、________、________等。
6. 预防甲型肝炎的被动免疫制剂为________，主动免疫制剂为________。
7. 病毒性肝炎经粪—口途径传播的有________和________。
8. 乙型肝炎血清中最早出现的标志物为________，唯一具有保护性抗体的是________。
9. 常见的病毒性肝炎有______、______、______、______、______五型。
10. 乙肝病毒复制的实验室指标是________、________。

三、病例分析题

1. 患者，男性，10 岁，北京郊区小学生，因发热、乏力、食欲差、恶心、呕吐 1 周，尿黄、眼黄 2 日，于 1998 年 3 月 12 日入院。

既往无肝炎史，无用药史，无输血及手术史，近 1 个月内无下水史。最近学校中有同学患“肝炎”，详细情况不明。

体检：发育、营养中等，巩膜中度黄染，肝肋下 2 cm，有压痛，脾肋下可及。

实验室检查：ALT 1100 U/L，AST 620 U/L，BIL 50 μmol/L。

提问：(1) 诊断什么病？诊断根据是什么？如何进一步确诊？

(2) 如何治疗？

2. 患者，男性，65 岁，北京市退休教师，低热，乏力、恶心、厌油腻 1 周，发热持续 4 日，尿黄、眼黄 3 日，于 1999 年 9 月 8 日入院。

幼年时曾患“黄疸型肝炎”，病原不明。近年来经常在外面就餐。家中及周围无肝炎患者。无用药史及输血、手术史。

体检：发育、营养中等，巩膜明显黄染，肝肋下 1 cm，无明显压痛，脾肋下可及。

实验室检查：ALT 800 U/L，AST 500 U/L，BIL 85 μmol/L。

提问：(1) 此患者患的是什么病？如何确诊？

(2) 怎样治疗？

3. 患者，男性，32 岁。因发现 HBsAg 阳性 10 年、血清转氨酶反复升高 3 年多而就诊。曾服用一般保肝药物，未用干扰素等抗病毒治疗。无输血、手术史。

体检：一般情况可。无明显肝病面容。肝掌可疑，前胸可见3个小蜘蛛痣。肝肋下未及，脾侧位肋下刚及，稍硬。无腹水及水肿。

实验室检查：ALT 320 U/L，AST 165 U/L，BIL 23 μmol/L，TP 73 g/L，ALB 35 g/L，HBsAg(＋)，HBeAg(＋)，抗-HBc(＋)，抗-HBs(－)，抗-HBe(－)，HBV-DNA 7×10^5 copies/ml。

B超：肝回声较粗，血管走形不清，PVD 1.3 cm，脾肋间厚4.5 cm，肋下厚3.0 cm，长2.1 cm。

提问：诊断为何种疾病？

4. 患者，女性，22岁。因发现血清转氨酶反复升高3年而于1996年8月13日就诊。5年前曾因手术输血400 ml，手术后未检查肝功能。

体检：一般情况良好，无肝病面容、肝掌及蜘蛛痣。肝、脾肋下未及。化验：ALT 320 U/L，AST 160 U/L，TP 73 g/L，ALB 35 g/L，HBVM(－)，HCV RNA(＋)，抗-HCV(＋)。

B超：肝脏回声稍增强，血管走形清晰，PVD 1.0 cm，脾肋间厚3.0 cm，肋下未及。

提问：(1) 此病人的诊断是什么？诊断依据是什么？

(2) 应进一步做哪些必要的检查？

(3) 应怎样治疗？

参考答案

一、选择题

1. A　**2.** E　**3.** B　**4.** E　**5.** D　**6.** B　**7.** B　**8.** D
9. A　**10.** D

二、填空题

1. 抗-HAV IgM

2. 急性期患者　隐性感染者　病前2周　ALT高峰期后1周

3. 黄疸前期　黄疸期　恢复期

4. DNA　RNA　DNA

5. 地区性差异　性别差异　无明显季节性　散发为主　家族聚集现象

6. 人丙种球蛋白　甲肝减毒活疫苗

7. 甲肝　戊肝

8. HBsAg　抗 HBs

9. 甲　乙　丙　丁　戊

10. HBeAg　HBV DNA

三、病例分析题

1. (1) 诊断为:急性黄疸型病毒性肝炎,甲肝可能性大。

诊断依据:春天发病,急性发病过程,肝功能异常,有黄疸。

进一步确诊:检测甲、乙、丙、丁、戊病毒标志物,确定病原学的诊断。

(2) 治疗:住院隔离、休息、对症治疗即护肝、降酶、退黄疸等治疗。

2. (1) 诊断急性黄疸型病毒性肝炎,甲肝或戊肝。

进一步确诊:检测甲、乙、丙、丁、戊病毒标志物,确定病原学的诊断。

(2) 治疗:住院隔离、休息、对症治疗即护肝、降酶、退黄疸等治疗。

3. 诊断:慢性乙型肝炎。

4. (1) 诊断:丙型肝炎。

诊断依据:有手术输血史,血清转氨酶反复升高 3 年,HBVM(－),HCV RNA(＋),抗- HCV(＋)。

(2) 进一步检查丙肝病毒含量以及病毒基因型测定、血常规等。

(3) 治疗:干扰素加利巴韦林抗病毒治疗。

二、水痘和带状疱疹

一、选择题

A 型题

1. 有关水痘的传染源,下述选项中正确的是:　(　　)

A. 患者是传染源

B. 无症状带毒者

C. 带状疱疹患者的传染源作用较水痘患者更重要

D. 带毒的家养动物

E. 带毒的野生动物

2. 水痘的主要传播途径是:　(　　)

A. 直接接触与呼吸道传播

B. 性接触传播

C. 粪—口传播

D. 虫媒传播
E. 动物源性接触传播

3. 关于水痘的发病机制与病理解剖，下述选项中错误的是：（　　）
A. 临床上水痘皮疹分批出现与病毒间歇性播散有关
B. 水痘皮肤病变为棘细胞层细胞水肿变性，细胞液化后形成单房性水疱疹
C. 病灶真皮层有毛细血管扩张和单核细胞浸润
D. 浸润的多核巨细胞里有嗜碱性病毒包涵体
E. 病愈后病毒以静止状态存留于神经节细胞内

4. 下述选项不符合带状疱疹的临床特点的是：（　　）
A. 发疹前数日局部皮肤常有瘙痒等感觉异常
B. 局部淋巴结可肿痛
C. 皮疹沿周围神经分布
D. 皮疹先为红斑，数日后发展为丘疹、水疱
E. 带状疱疹皮损以颈段神经分布区多见

X 型题

5. 水痘的临床诊断不难，对非典型病例可选用实验室方法来确诊，常用的检查方法有：（　　）
A. 疱疹刮片染色观察细胞内包涵体
B. 疱疹液接种、分离病毒
C. 查血清补体结合抗体
D. 用直接荧光抗体染色查病毒抗原
E. 用聚合酶链反应检测 VZV 病毒 DNA

6. 肌内注射水痘-带状疱疹免疫球蛋白是预防水痘的被动免疫方法，其主要注射对象是：（　　）
A. 有细胞免疫缺陷者
B. 接受免疫抑制剂治疗者
C. 易感孕妇及体弱者
D. 患严重疾病如白血病、淋巴瘤者
E. 预防医院内水痘暴发流行

二、填空题

1. 一般水痘皮疹经______、______、______、______各阶段。

2. 水痘皮疹分布特点为______、______、______、

______________、______________、______________。

3. 重症水痘可发生______________、______________、______________、______________等。

4. 带状疱疹皮疹可以发生于______________，但以______________。

三、简答题

1. 简述水痘的皮疹形态和水痘皮疹分布特点。
2. 简述水痘、带状疱疹的治疗原则。

参 考 答 案

一、选择题

1. A　2. A　3. D　4. E　5. ABCDE　6. ABCDE

二、填空题

1. 斑疹　丘疹　疱疹　结痂

2. 呈向心分布　先见于躯干和四肢近端　躯干皮疹最多　次为头面部　四肢远端较少　手掌、足底更少

3. 水痘肺炎　水痘肝炎　水痘脑炎　间质性心肌炎及肾炎

4. 任何感觉神经分布区　胸段肋间神经分布区多见

三、简答题

1. 皮疹形态：初为红斑疹，数小时后为深红色丘疹，再发展为疱疹，其位置表浅，形似露珠水滴，椭圆形，3～5 mm 大小，壁薄易破，周围有红晕，1～2日后疱疹从中心开始干枯结痂，再经数日后脱落，一般不留瘢痕。水痘皮疹分布特点：皮疹呈向心分布，先见于躯干和四肢近端，躯干皮疹最多，次为头面部，四肢远端较少，手掌、足底更少。

2. 水痘、带状疱疹的治疗原则：应卧床休息，注意水分和营养补充，注意预防皮疹继发细菌感染，对症治疗；重症可选用抗病毒药物治疗，首选阿昔洛韦，也可使用 α-干扰素。

三、传染性单核细胞增多症

一、选择题

A 型题

1. 传染性单核细胞增多症是由病毒引起的急性网状内皮系统增生性传染病，其致病病毒是：（　　）
A. 单纯疱疹病毒Ⅰ型
B. 巨细胞病毒
C. EB 病毒
D. 水痘-带状疱疹病毒
E. 单纯疱疹病毒Ⅱ型

2. 传染性单核细胞增多症的主要传播途径是：（　　）
A. 呼吸道传播
B. 经口密切接触传播
C. 粪—口传播
D. 虫媒传播
E. 血液传播

3. EB 病毒主要感染的细胞是：（　　）
A. B 淋巴细胞
B. T 淋巴细胞
C. 嗜中性粒细胞
D. 嗜碱性粒细胞
E. 嗜酸性粒细胞

4. 传染性单核细胞增多症是以单核-吞噬细胞系统为主要病变所在，其病理特征为：（　　）
A. 淋巴细胞恶性增生
B. 淋巴细胞良性增生
C. 炎性增生
D. 肉芽肿性增生
E. 化脓性病变

5. 血细胞成分的变化是传染性单核细胞增多症的重要特征，具有诊断意义的是：（　　）
A. 中性粒细胞明显增多
B. 嗜酸性粒细胞明显增多
C. 血小板计数减少
D. 红细胞减少
E. 出现特征性异常淋巴细胞

6. 嗜异凝集试验是诊断传染性单核细胞增多症的检测方法之一，其具有诊断价值的抗原效价应高于：（　　）
A. 1∶8
B. 1∶16
C. 1∶32
D. 1∶40

E. 1∶128

7. 传染性单核细胞增多症继发细菌感染时应忌用的抗生素是： （ ）

A. 氨苄西林
B. 红霉素
C. 氯霉素
D. 庆大霉素
E. 克林霉素

B 型题

第 8～13 题

A. 水痘-带状疱疹病毒
B. EB 病毒
C. 汉坦病毒
D. 日本脑炎病毒
E. 轮状病毒

8. 水痘： （ ）
9. 带状疱疹： （ ）
10. 传染性单核细胞增多症： （ ）
11. 流行性出血热： （ ）
12. 流行性乙型脑炎： （ ）
13. 急性感染性腹泻： （ ）

第 14～17 题

A. 呼吸道传播
B. 口-口接触传播
C. 粪—口传播
D. 血液传播
E. 虫媒传播

14. 水痘： （ ）
15. EB 病毒感染： （ ）
16. 丙型病毒性肝炎： （ ）
17. 流行性乙型脑炎： （ ）

C 型题

第 18～19 题

A. 病毒分离
B. 病毒 DNA 检测
C. 两者均有
D. 两者均无

18. 水痘的常用实验室诊断方法： （ ）
19. 传染性单核细胞增多症的实验室诊断方法： （ ）

X 型题

20. 下述实验室检查中，有助于传染性单核细胞增多症的诊断是： （ ）

A. 血常规检查发现异常淋巴细胞增多 10%
B. 异凝集试验 1∶64 阳性
C. 尿常规发现蛋白尿

D. EBV－DNA 检测阳性
E. EBV 抗体检查阳性

21. 传染性单核细胞增多症时使用肾上腺皮质激素可明显减轻症状，其应用的适应证是：（　　）
A. 伴严重咽喉肿痛者　　B. 伴有神经系统并发症者
C. 伴有溶血性贫血者　　D. 伴有心肌炎表现者
E. 伴有血小板减少性紫癜

22. 传染性单核细胞增多症临床表现多样化，主要的临床表现有：（　　）
A. 不规则发热，伴畏寒，热程数日至数周不等
B. 咽部充血、水肿、疼痛
C. 浅表淋巴结肿大、压痛
D. 肝、脾肿大
E. 可出现皮肤斑疹、丘疹，皮肤出血点或猩红热样皮疹

二、填空题

1. 传染性单核细胞增多症主要依据________、________、________、________检测进行诊断。

2. 传染性单核细胞增多症重症患者如________、________、________、________时，应用短疗程肾上腺皮质激素可明显减轻症状。

3. 传染性单核细胞增多症的典型表现为________、________、________。

三、简答题

1. 简述传染性单核细胞增多症时的血象改变。
2. 为什么传染性单核细胞增多症时忌用氨苄西林？

四、病例分析题

1. 李×，男，20 岁，汉族，未婚，农民，江苏六合人。因发热 12 天，咽痛 6 天于 2004 年 3 月 14 日入院。

3 月 2 日起诱因发热，体温 38～40℃，无明显畏寒、寒战。3 月 8 日起咽痒，黄脓痰。

入院查体：体温 38℃，脉搏 90 次/分，呼吸 21 次/分，巩膜轻度黄染，双颌下、颈后、腋下、腹股沟见数个 1～3 cm 大小淋巴结，质硬，无触痛，界清，移动可。无皮疹，咽充血，扁桃体不大，双肺呼吸音清，腹无压痛，肝肋下可及，脾

肋下 1 cm。血常规：白细胞 39.9×10^9/L，中性粒细胞 0.12．淋巴细胞 0.10，异常淋巴细胞 0.78，血红蛋白 147 g/L。

问题：

（1）请提出主要诊断及依据与主要鉴别诊断。

（2）明确诊断应进一步做哪些检查？

（3）治疗原则。

2. 赵×，男，17 岁，汉族，学生，未婚，江苏镇江市人，因发热、咽痛 10 天，全身皮疹 7 天于 2005 年 10 月 3 日入院。

9 月 24 日起发热，体温最高达 41℃，伴畏寒，27 日起出现皮疹，先躯干，后四肢，初为红点，后突出皮面，融合成片。发病前 1 个月曾服“卡马西平”。查体：体温 38.5℃，面潮红，有眼屑。全身大片红色斑丘疹，融合成片，压之褪色，无瘙痒。耳后、腋窝、腹股沟可见肿大淋巴结，咽红，扁桃体不大，心、肺无异常，肝未及，脾肋下 5 cm。

血常规：白细胞 22.5×10^9/L，中性粒细胞 0.37，淋巴细胞0.57，异常淋巴细胞 0.06，血红蛋白 157 g/L，血小板 258×10^9/L。

问题：

（1）主要诊断与鉴别诊断和依据。

（2）进一步检查方案。

（3）治疗原则与注意点。

参考答案

一、选择题

1. C **2.** B **3.** A **4.** B **5.** E **6.** D **7.** A **8.** A
9. A **10.** B **11.** C **12.** D **13.** E **14.** A **15.** B **16.** D
17. E **18.** C **19.** B **20.** ABDE **21.** ABCDE **22.** ABCDE

二、填空题

1. 临床表现　特异血象　噬异凝集试验及 EBV 抗体　EBV DNA

2. 咽喉严重病变或水肿　神经系统并发症及心肌炎　溶血性贫血　血小板减少性紫癜

3. 发热　咽痛　淋巴结肿大

三、简答题

1. 传染性单核细胞增多症的血象改变是早期白细胞总数可正常或偏低，以后逐渐升高，分类时单核细胞增多，可高达60%，异常淋巴细胞增多超过10%，可有血小板减少。

2. 忌用氨苄西林是因为应用氨苄西林后可加重皮疹损害范围和程度或增加出现多形性皮疹的机会。

四、病例分析题

1. (1) 诊断：发热待查，传染性单核细胞增多症可能性大。

诊断依据：① 急性发热，伴咽痛、浅表淋巴结肿大、肝脾肿大；② 外周血白细胞增多，以淋巴细胞增加明显且有异常淋巴出现。

主要鉴别诊断：其他类型的病毒感染；败血症；结核病；伤寒；淋巴瘤等。

(2) 进一步检查：① 病因学有关检查，查病毒感染标志物，如EB病毒、人巨细胞病毒(CMV)、肠道病毒和腺病毒的特异性IgM；② 查嗜异凝集试验；③ 血培养；④ 必要时骨髓象检查和骨髓培养；⑤ 胸片；⑥ 超声检查深部淋巴结。

(3) 治疗原则：① 对症支持治疗；② 必要时应用肾上腺糖皮质激素；③ 防治细菌感染。

2. (1) 诊断：① 发热待查，传染性单核细胞增多症可能性大；② 药疹。

诊断依据：① 急起发热，伴咽痛、浅表淋巴结肿大、全身皮疹、脾肿大；② 外周血白细胞增多，以淋巴细胞增加明显且有异常淋巴出现。

主要鉴别诊断：其他类型的病毒感染；败血症；结核病；伤寒；淋巴瘤等。

(2) 进一步检查：① 病因学有关检查，查病毒感染标志物，如EB病毒、人巨细胞病毒(CMV)、肠道病毒和腺病毒的特异性IgM；② 查嗜异凝集试验；③ 血培养；④ 必要时骨髓象检查和骨髓培养；⑤ 超声检查深部淋巴结。

(3) 治疗：① 对症支持治疗；② 使用肾上腺糖皮质激素；③ 防治细菌感染；④ 避免使用氨苄西林等易引起过敏的抗生素和药物，以免加重皮疹。

四、风　疹

一、选择题

A型题

1. 风疹的主要传播途径是：　　(　　)

A. 粪—口传播　　B. 空气飞沫传播
C. 虫媒传播　　D. 接触传播
E. 性接触传播

2. 皮疹是风疹的常见临床表现，其皮疹的特点为：（　　）
A. 荨麻疹样皮疹
B. 出血性皮疹
C. 水疱样皮疹
D. 充血性斑丘疹，多见于面部及躯干，消退后不留色素沉着
E. 充血性斑丘疹，首发于耳后及面部，随后发展至全身，消退后留色素沉着

3. 风疹脑炎为风疹极罕见的并发症，发生率仅约 1/5 000，但病死率可高达：（　　）
A. 10%　　B. 20%
C. 30%　　D. 40%
E. 50%

4. 风疹的确诊依据是：（　　）
A. 根据临床特点诊断
B. 细胞培养分离风疹病毒
C. 用补体结合试验检测血清抗风疹病毒抗体
D. 用血凝抑制试验检测血清抗风疹病毒抗体
E. 血清抗风疹病毒抗体阳性且滴度前后 2 次比较有 4 倍以上增高时

5. 风疹的控制策略主要在预防，其主要预防方法是：（　　）
A. 隔离和治疗患者　　B. 定期空气消毒
C. 注射丙种球蛋白　　D. 接种风疹疫苗
E. 易感者服药预防

B 型题

第 6～10 题
A. 第 1 天　　B. 第 2 天
C. 第 3 天　　D. 第 4 天
E. 第 5 天

6. 猩红热的皮疹多发生于起病后的：（　　）
7. 斑疹伤寒的皮疹多发生于起病后的：（　　）
8. 风疹的皮疹多发生于起病后的：（　　）
9. 麻疹的皮疹多发生于起病后的：（　　）
10. 水痘的皮疹多发生于起病后的：（　　）

C型题

第11～14题

A. 呼吸道传播　　B. 粪—口传播

C. 两者均有　　D. 两者均无

11. 戊型病毒性肝炎：（　）

12. 风疹：（　）

13. 脊髓灰质炎：（　）

14. 乙型病毒性肝炎：（　）

二、填空题

1. 风疹病毒主要侵犯__________，引起__________。

2. 孕妇在妊娠期感染风疹，胎儿可__________，并出现____________。

三、简答题

1. 简述风疹的流行病学特点。

2. 简述风疹的临床表现。

参考答案

一、选择题

1. B　**2.** D　**3.** B　**4.** B　**5.** D　**6.** B　**7.** E　**8.** A
9. D　**10.** A　**11.** B　**12.** A　**13.** C　**14.** D

二、填空题

1. 上呼吸道黏膜　上呼吸道炎症

2. 感染先天性风疹　各种先天性畸形

三、简答题

1. 风疹患者是传染源，经空气飞沫传播，人群普遍易感，但以幼龄儿童为主，病后有较持久的免疫力，感染后多数呈隐性感染，临床症状轻微。

2. 风疹潜伏期12～19天，有低热、全身不适和皮疹，皮疹出现早，呈充血性斑丘疹，多见于面部和躯干，皮疹2～3天后消退，不遗留色素沉着，可伴咽痛、咳嗽、流涕及浅表淋巴结肿痛。

五、流行性乙型脑炎

一、选择题

A 型题

1. 乙脑与流脑最重要的临床鉴别是：（　　）

A. 皮肤淤点及淤斑

B. 颅内压升高程度及出现呼吸衰竭

C. 抽搐发作程度

D. 意识障碍的出现与程度

E. 生理反射异常及出现病理反射

2. 下列有关乙型脑炎的叙述，不正确的是：（　　）

A. 蚊感染乙脑病毒后不发病，并且是病毒的长期储存宿主

B. 蚊子是乙型脑炎的主要传播媒介

C. 猪不是乙型脑炎的主要传染源

D. 三代喙库蚊是主要传播媒介

E. 乙脑是人畜共患的自然疫源性疾病

3. 乙型脑炎极期临床表现，应除外：（　　）

A. 意识障碍及颅高压表现

B. 脑膜刺激征及病理征阳性

C. 高热及全身中毒症状

D. 惊厥、呼吸衰竭

E. 对称性瘫痪伴感觉丧失

4. 乙型脑炎的主要预防措施是：（　　）

A. 管理动物传染源，如猪等

B. 防蚊、灭蚊与疫苗接种

C. 隔离治疗患者

D. 预防接种

E. 防蚊、灭蚊

5. 某患者，持续发热 4 天，伴意识障碍，颈硬，克、布氏征阳性。脑脊液检查：压力 220 mmH_2O，白细胞 $450\times10^6/L$，多核 0.65，单核 0.35，葡萄糖 4.2 mmol/L，氯化物 115 mmol/L，蛋白 0.65 g/L。可排除：（　　）

A. 脑膜脑炎型钩端螺旋体病

B. 结核性脑膜炎

C. 化脓性脑膜炎

D. 流行性乙型脑炎

E. 虚性脑膜炎

6. 患儿 7 岁，7 月 15 日因发热、嗜睡 5 天入院。体温 40.0℃，浅昏迷，颈硬，

双侧瞳孔小，膝反射亢进，巴氏征阳性，脑脊液无色透明，白细胞数 95×10^6/L，多核细胞 0.55，单核细胞 0.45，葡萄糖 3.0 mmol/L，氯化物 109 mmol/L，蛋白 0.6 g/L，外周血白细胞 14.5×10^9/L，中性粒细胞 0.80，淋巴细胞 0.20。最可能的诊断是：（　　）

A. 流行性乙型脑炎　　B. 虚性脑膜炎
C. 中毒性痢疾　　D. 流行性脑脊髓膜炎
E. 结核性脑膜炎

7. 8 岁患儿，高热 3 天，昏迷 1 天伴抽搐。查体：深度昏迷，呼吸节律不齐，瞳孔缩小，颈项强直，脑膜刺激征阳性，外周血白细胞 18.5×10^9/L，中性粒细胞 0.85，淋巴细胞 0.15，血小板 110×10^9/L。下列处理错误的是：（　　）

A. 镇静　　B. 降温
C. 吸氧　　D. 快速静脉推注甘露醇
E. 立即腰穿送检脑脊液检查

B 型题

第 8～12 题

A. 降温，首先降低室温，同时以物理降温为主，药物降温为辅
B. 使用镇静剂，首选地西泮
C. 以吸痰、给氧为主，保持呼吸道通畅，必要时插管或气管切开
D. 以甘露醇脱水为主，必要时可合并使用地塞米松、呋塞米等
E. 高热、抽搐、呼吸衰竭，是乙型脑炎患者三大主症，必须及时处理

8. 高热引起的惊厥处理为：（　　）
9. 乙脑出现惊厥，主要考虑为呼吸道阻塞脑缺氧时应：（　　）
10. 乙脑出现惊厥、抽搐，主要考虑为脑实质损害时应：（　　）
11. 乙脑高热的处理必须：（　　）
12. 乙脑出现惊厥、抽搐，主要考虑为脑水肿时应：（　　）

C 型题

第 13～14 题

A. 检测脑脊液中糖定量降低
B. 检测脑脊液中白细胞数明显增多（$>1\,000\times10^6$/L）
C. 两者均有
D. 两者均无

13. 乙型脑炎：（　　）
14. 流行性脑脊髓膜炎：（　　）

第 15～17 题

A. 外周血 WBC 增高　　B. 自然疫源性疾病

C. 两者均有　　D. 两者均无

15. 肾病综合征出血热：（　　）

16. 流行性乙型脑炎：（　　）

17. 狂犬病：（　　）

X 型题

18. 乙脑极期惊厥的特征有：（　　）

A. 可由高热、脑实质炎症或脑水肿所致

B. 不一定均伴有意识障碍

C. 先见于面、眼、口的小抽搐，随后呈肢体阵挛性抽搐

D. 见于病程第 2～5 天

E. 严重者出现全身性抽搐，强直性痉挛，历时数分钟至数十分钟

19. 重型流行性乙型脑炎有以下表现：（　　）

A. 大多数患者可能留有后遗症

B. 病程多在 2 周以上，恢复期常有神经、精神异常，或瘫痪、失语等症状

C. 可有呼吸衰竭

D. 体温达 40℃以上，常有神经系统表现

E. 病理反射阳性，浅反射消失，深反射先亢进后消失

20. 流行性乙型脑炎呼吸衰竭抢救原则有：（　　）

A. 使用东莨菪碱等改善微循环，减轻脑水肿

B. 必要时可气管插管或气管切开

C. 呼吸道分泌物阻塞时应保持呼吸道通畅

D. 由脑水肿所致者应脱水治疗

E. 中枢性呼吸衰竭时可使用呼吸兴奋剂

二、是非题

1. 流行性乙型脑炎的治疗：主要把住“三关”即高热、循环衰竭、惊厥。（　　）

2. 流行性乙型脑炎的主要死因是中枢性呼吸衰竭。（　　）

3. 流行性乙型脑炎在冬春季流行。（　　）

三、填空题

1. 流行性乙型脑炎主要的传染源是__________。

2. 流行性乙型脑炎通过____________传播。

3. 流行性乙型脑炎主要在________季节流行。

四、简答题

1. 简述流行性乙型脑炎极期的临床特征。
2. 简述流行性乙型脑炎极期高热的处理原则。
3. 简述流行性乙型脑炎极期惊厥的处理原则。
4. 简述流行性乙型脑炎极期呼吸衰竭的抢救原则。
5. 简述流行性乙型脑炎实验室检查的特点。

五、病例分析题

4岁患儿，7月21日因发热，嗜睡，头痛4天入院。体温40.0℃，浅昏迷，颈硬，双侧瞳孔小，膝反射亢进，巴氏征阳性，脑脊液无色透明，压力240 mmH_2O，白细胞数 90×10^6/L，多核0.65，单核0.35，葡萄糖3.0 mmol/L，氯化物120 mmol/L，蛋白0.6 g/L。外周血白细胞 15×10^9/L，中性粒细胞0.75，淋巴细胞0.25。

问题：

(1) 本例最可能的诊断及依据。

(2) 本例的脑脊液检查有何异常？可见于哪些疾病？

(3) 本例的治疗方案。

参考答案

一、选择题

1. A **2.** C **3.** E **4.** B **5.** E **6.** A **7.** E **8.** A
9. C **10.** B **11.** A **12.** D **13.** D **14.** C **15.** C **16.** C
17. C **18.** ACDE **19.** ABCDE **20.** ABCDE

二、是非题

1. × **2.** √ **3.** ×

三、填空题

1. 猪

2. 蚊虫叮咬

3. 夏秋

四、简答题

1. 乙型脑炎极期的临床特征是:乙型脑炎极期在病程第 4～10 天,有以下临床表现:① 高热;② 意识障碍;③ 惊厥或抽搐;④ 呼吸衰竭;⑤ 神经系统症状和体征。呼吸衰竭常为主要致死原因。

2. 乙型脑炎高热的处理:首先降低室温,同时以物理降温为主,药物降温为辅,使肛温控制在 38℃以下。物理降温主要用冰敷额部、枕部和大血管处,也可用乙醇擦浴,或冷盐水灌肠。体温不降者可药物降温,但要防止大汗虚脱。高热伴有抽搐者可用亚冬眠疗法。

3. 乙型脑炎惊厥或抽搐的处理原则:去除病因及镇静止痉,脑水肿为主所致者用甘露醇脱水为主,可合并使用肾上腺皮质激素;因呼吸道阻塞所致者应吸痰、给氧以保持呼吸道通畅,必要时气管插管或气管切开;高热所致者以降温为主;脑实质病变所致惊厥可使用镇静剂如安定。

4. 乙脑呼衰的抢救原则:包括中枢性呼衰时可使用呼吸兴奋剂;由脑水肿所致者应脱水治疗,改善微循环,减轻脑水肿,可使用东莨菪碱、山莨菪碱等;保持呼吸道通畅,必要时可插管或气管切开。

5. 流行性乙型脑炎实验室检查的特点有:① 周围血象:白细胞总数升高为$(10\sim20)\times10^{9}/L$,中性粒细胞在 80%以上。② 脑脊液:压力增高,外观清,细胞数在$(50\sim500)\times10^{6}/L$,蛋白轻度增高,糖、氯化物正常。③ 血清和脑脊液特异性 IgM 抗体阳性。

五、病例分析题

(1) 诊断:流行性乙型脑炎。

诊断依据:4 岁患儿,夏季发病,高热,头痛,意识障碍,瞳孔小,脑脊液压力增高,提示有脑水肿,脑脊液呈病毒性脑炎改变。

(2) 脑脊液压力稍增高,细胞数轻度升高,生化正常。多见于病毒性脑炎。

(3) 治疗方案:① 降温:降低室温,物理降温和药物降温。② 治疗脑水肿:用甘露醇注射液 1.0/kg,每日 3～4 次,快速静脉注射;必要时使用肾上腺皮质激素。③ 保持呼吸道通畅,吸痰,给氧。④ 维持水、电解质平衡及内环境稳定。⑤ 对症处理。

六、狂犬病

一、选择题

A 型题

1. 下列狂犬病的临床表现中，错误的是： （ ）

A. 典型临床经过可分为前驱期、兴奋期、麻痹期

B. 咽肌痉挛

C. 恐水为本病特征，每例都有

D. 阵发性抽搐

E. 前驱期可有低热，在愈合的伤口及其神经通路上有痒、麻等异样感觉

2. 狂犬病的治疗，下列选项错误的是： （ ）

A. 狂躁时用镇静剂

B. 减少光、风、声等刺激

C. 立即注射狂犬疫苗

D. 维护心血管和呼吸功能

E. 发病后严格隔离患者，防止唾液污染

3. 男性，30 岁，被家犬咬伤左腿，家犬外观健康，下面处理中错误的是： （ ）

A. 患者注射抗狂犬病毒免疫血清

B. 立即击毙家犬，烧毁或深埋

C. 患者注射狂犬疫苗

D. 立即彻底冲洗伤口、消毒

E. 捕捉家犬，隔离观察 2 周

4. 狂犬咬伤后伤口的处理，下面处理错误的是： （ ）

A. 尽快用 0.1%苯扎溴铵反复冲洗至少半小时

B. 尽快用 20%肥皂水反复冲洗至少半小时

C. 冲洗后用 70%乙醇擦洗

D. 在伤口底部和周围行局部浸润注射

E. 缝合及包扎伤口

5. 人狂犬病的预后是： （ ）

A. 多数患者留有严重后遗症，少数人可治愈

B. 通过积极抢救大多数患者能治愈

C. 病程迁延不愈，病死率极高

D. 重症病死率高，轻症预后良好

E. 患者一般于 3～5 天之内因呼吸循环衰竭而死亡

6. 狂犬病的病理变化主要是：（　　）
   A. 硬脑膜炎
   B. 软脑膜炎
   C. 急性弥散性脑脊髓膜炎
   D. 急性局限性脑实质炎症
   E. 急性弥漫性脑实质炎症

B 型题

第 7～10 题
   A. 脊髓灰质炎
   B. 病毒性脑膜脑炎
   C. 类狂犬病性癔症
   D. 狂犬病
   E. 破伤风

7. 极度恐怖，恐水，怕风：（　　）
8. 牙关紧闭，角弓反张：（　　）
9. 精神兴奋，喉部紧缩症，不能饮水，但无流涎、发热，暗示后可缓解：（　　）
10. 不对称性弛缓性瘫痪：（　　）

X 型题

11. 狂犬病的诊断依据是：（　　）
   A. 与狂犬患者有密切接触史
   B. 荧光抗体法检查分泌物中有病毒抗原
   C. 患者出现恐水、怕风、兴奋、大量流涎等症状
   D. 咬人动物肯定有狂犬病
   E. 脑脊液检查发现白细胞及蛋白增高，糖及氯化物减少
12. 以下人员应进行狂犬病疫苗预防接种：（　　）
   A. 被来路不明的狗、猫等所咬伤者
   B. 咬人动物已被击毙，其脑组织未能进行检查者
   C. 医护人员的皮肤破损处为患者唾液污染者
   D. 被吸血蝙蝠咬伤者
   E. 被狼等野兽咬伤者
13. 被疑似狂犬咬后的正确处理是：（　　）
   A. 被咬伤口配以肥皂水和 0.1%苯扎溴铵彻底冲洗
   B. 伤口深，有合并感染或污染时，给予破伤风注射及适当的抗菌药物
   C. 先观察被捕获的病犬取其脑组织作检查，经证实为狂犬病，再行接种狂犬疫苗
   D. 对被咬伤者接种疫苗
   E. 缝合包扎伤口

二、简答题

1. 狂犬病毒进入人体是如何引起发病的?
2. 人被犬等可疑动物咬伤后的伤口处理。
3. 试述狂犬病的临床诊断和确诊依据。
4. 试述狂犬病的治疗原则。
5. 被狗咬伤后如何进行疫苗接种。
6. 如何应用抗狂犬病毒免疫球蛋白和免疫血清?

参考答案

一、选择题

1. C　**2.** C　**3.** E　**4.** E　**5.** E　**6.** C　**7.** D　**8.** E
9. C　**10.** A　**11.** ABCD　**12.** ABCDE　**13.** BD

二、简答题

1. 狂犬病毒自皮肤或黏膜破损处入侵人体后,先在伤口附近肌细胞内小量增殖,然后侵入附近的末梢神经。病毒再沿神经的轴索浆向中枢神经作向心性扩散,然后入侵脊髓并很快到达脑部,波及整个 CNS。主要侵犯脑干和小脑等处的神经细胞,随后病毒从中枢神经向周围神经离心性扩散,侵入各器官组织。病变造成恐水、吞咽和呼吸困难等症状,并可引起病人心血管功能紊乱,甚至突然死亡。

2. 伤口处理:尽快用 20%肥皂水或 0.1%苯扎溴铵(季胺类消毒液)反复冲洗至少半小时(两者不可合用)。冲洗后用 70%乙醇擦洗及浓碘酒反复涂拭,伤口不宜缝合或包扎,以便排血引流。应用抗狂犬病免疫球蛋白或免疫血清在伤口底部和周围行局部浸润注射。要注意预防破伤风及细菌感染。

3. 依据有被狂犬等病兽咬伤或抓伤史。有典型症状如恐水、怕风、咽肌痉挛,或怕光、怕声、多汗、流涎和早期咬伤处出现麻木、感觉异常等,给病人做扇风、饮水试验,可诱发咽喉痉挛,即可作出临床诊断。确诊有赖于检查病毒抗原、病毒核酸或尸检脑组织中的内基小体。

4. 发病后无有效治疗方法,以对症综合治疗缓解症状为主,包括:① 严格隔离患者,防止唾液污染,尽量保持患者安静,减少光、风等刺激,狂躁兴奋时用镇静剂。② 加强监护治疗,包括给氧,保持呼吸道通畅,必要时气管切开,纠正酸中毒,维持水、电解质平衡。③ 其他对症处理。

5. 狗咬伤后的治疗原则是暴露后预防：国内多采用地鼠肾细胞疫苗，每次 2 ml，于 0、3. 7、14 和 30 日完成，如严重咬伤，可全程注射 10 针，于当日至第 6 日，1 针/日，随后于 10、14、30、90 天各注射一针。

6. 免疫球蛋白注射：人抗狂犬病毒免疫球蛋白（HRIG），用量为 20 U/kg，马抗狂犬病毒免疫血清（简称抗血清）为 40 U/kg，总量一半在伤口周围进行局部浸润注射，剩余剂量做臀部肌内注射。马抗血清注射前应做皮肤过敏试验，过敏者可用脱敏注射。

七、流行性感冒

一、选择题

A 型题

1. 关于流行性感冒，下列选项错误的是：（　　）

A. 由流行性感冒病毒引起

B. 临床表现以上呼吸道症状较重

C. 甲型流感易发生变异

D. 传染性强

E. 发热及全身中毒症状较重

2. 关于流行性感冒的流行病学特征，下列选项错误的是：（　　）

A. 流感患者及隐性感染病毒携带者为主要传染源

B. 动物亦可能为主要的贮存宿主和中间宿主

C. 人群对流感普遍易感

D. 呼吸道经空气飞沫传播

E. 乙型流感多为散发感染

3. 确诊流行性感冒的方法有：（　　）

A. 发病季节

B. 呼吸道症状轻微而全身中毒症状重

C. 病毒分离

D. 补体结合试验

E. 血凝抑制试验

4. 流行性感冒的临床表现，下列选项中不符合的是：（　　）

A. 全身症状重

B. 上呼吸道卡他症状较轻或不明显

C. 轻型患者，症状与普遍患者相似
D. 肺外并发症多见
E. 年幼或年老患者，有基础疾病或免疫低下的患者感染流感，病情可持续发展

B 型题

第 5～10 题

A. 疱疹病毒　B. 黄病毒
C. 棒状病毒　D. 正黏病毒
E. 副黏病毒

5. 水痘病毒属于：（　）
6. 狂犬病毒属于：（　）
7. 乙型脑炎病毒属于：（　）
8. 麻疹病毒属于：（　）
9. 腮腺炎病毒属于：（　）
10. 流感病毒属于：（　）

X 型题

11. 流感的治疗包括：（　）
A. 支持治疗
B. 服用解热镇痛药物
C. 儿童患者可应用阿司匹林解热镇痛
D. 应用金刚烷胺有抑制甲型流感病毒的作用
E. 有效控制继发细菌性肺炎

12. 对于金刚烷胺治疗流感，正确的是：（　）
A. 有抑制甲型流感病毒的作用
B. 缩短临床发热时间，减轻症状，加速疾病恢复
C. 有一定的中枢神经系统副作用
D. 对乙型流感病毒无作用
E. 老年患者剂量加倍

13. 对流感的预防，应采取的措施是：（　）
A. 尽可能隔离患者
B. 加强环境消毒，减少公众集会及集体娱乐活动
C. 预防流感的基本措施是接种疫苗
D. 对易感人群及尚未发病者可予金刚烷胺预防
E. 每年应根据流行病学调查结果，补充或更换疫苗的抗原组成

14. 流感病毒的临床特点有：（　）

A. 急起高热、全身酸痛、乏力等中毒症状重
B. 呼吸道症状轻
C. 年幼及老年患者病情可持续发展
D. 流感病毒肺炎抗生素治疗无效
E. 流感病毒肺炎X线检查呈双肺弥漫性结节阴影，痰培养有流感嗜血杆菌生长

二、填空题

1. 流感病毒的最大特点是易于变异，最常见于______。
2. 金刚烷胺有中枢神经系统的不良反应，如______及______，______剂量应减半，且该药仅对______有预防作用。

三、简答题

简述流行性感冒的治疗。

参考答案

一、选择题

1. B　2. E　3. C　4. D　5. A　6. C　7. B　8. E
9. E　10. D　11. ABDE　12. ABCD　13. ABCDE
14. ABCD

二、填空题

1. 甲型
2. 眩晕　共济失调　老年患者　甲型流感

三、简答题

流行性感冒的治疗原则是：

（1）以对症治疗为主：包括解热镇痛药物的应用和支持治疗。儿童应避免使用阿司匹林，以免诱发致命的Reye综合征。对继发细菌性肺炎严格有效控制。

（2）病原学治疗：尚无特效抗流感病毒药物，金刚烷胺和甲基金刚烷胺有抑制甲型流感病毒之作用，但对乙型流感病毒无作用。其中甲基金刚烷胺副作用较轻。

八、传染性非典型肺炎

一、选择题

A 型题

1. 传染性非典型肺炎的病原体是：（　　）

A. 新的冠状病毒　　B. 新的腺病毒

C. 肺炎衣原体　　D. 支原体

E. 病因尚不清楚

2. 传染性非典型肺炎的传播途径是：（　　）

A. 飞沫传播　　B. 消化道传播

C. 密切接触传播　　D. 飞沫传播或密切接触传播

E. 经血传播或密切接触传播

3. 传染性非典型肺炎患者外周血象检查，正确的是：（　　）

A. 外周血白细胞计数正常

B. 外周血白细胞计数升高，淋巴细胞计数减少

C. 外周血白细胞计数降低，淋巴细胞计数增加

D. 外周血白细胞计数升高，淋巴细胞计数增加

E. 外周血白细胞计数不升高，或降低，淋巴细胞计数减少

4. 诊断传染性非典型肺炎，在流行病学资料中，发病前几周内曾到过疫区，或接触过病人，或接触过患者标本：（　　）

A. 发病前 1 周　　B. 发病前 2 周

C. 发病前 3 周　　D. 发病前 4 周

E. 发病前 5 周

5. 在传染性非典型肺炎发病机理中，下列哪一项是正确的：（　　）

A. 患者 CD_4 升高，CD_8 下降　　B. 患者 CD_4 下降，CD_8 升高

C. 患者 CD_4 升高，CD_8 升高　　D. 患者 CD_4 下降，CD_8 下降

E. 患者 CD_4、CD_8 无变化

6. SARS 的首发症状通常是：（　　）

A. 肌肉酸痛　　B. 头痛

C. 发热　　D. 咳嗽

E. 休克

7. 病人出下列情况，应诊断为重症 SARS，该情况为：（　　）

A. 高热，T＞39℃　　B. 严重脱水

C. 低氧血症　　　　D. 既往有低血压
E. 合并牙龈炎

8. 糖皮质激素可应用于出现了何种症状的 SARS 病人：（　　）
A. 出现 ARDS　　　　B. 转氨酶明显升高
C. 病程超过 3 周　　　　D. 发热超过 40℃
E. 48 h 内肺炎进展达到 30%

二、简答题

1. 简述传染性非典型肺炎的诊断要点。
2. 简述传染性非典型肺炎肾上腺皮质激素应用指征。
3. 简述传染性非典型肺炎的治疗原则。
4. 简述传染性非典型肺炎的预防措施。

三、病例分析题

患者男性，21 岁，学生，10 天前曾到北京旅游。因发热 2 天于 2003 年 5 月 6 日入院。体温在 39℃左右，伴头痛及全身酸痛，全身乏力，轻度腹泻为稀便，一日 2～3 次；干咳，时有胸闷，自觉有呼吸困难。听诊：两肺呼吸音粗，肺底可闻少许湿啰音。血常规：WBC 3.6×10^9/L，N 0.65。胸部 X 线检查示两肺有斑片状阴影。

问题：
(1) 本例应考虑什么诊断？
(2) 需要与哪些疾病鉴别？
(3) 其治疗原则是什么？

参考答案

一、选择题

1. A　**2.** D　**3.** E　**4.** B　**5.** D　**6.** C　**7.** C　**8.** A

二、简答题

1. 非典型肺炎的诊断要点：① 有流行病学史：与发病者有密切接触史或发病前 2 周内曾到过或居住于报告有传染性非典型肺炎病人并出现继发感染疫情的区域。② 临床表现：发热为首发症状，可伴有头痛、关节肌肉酸痛，可有咳嗽，多为干咳、少痰，严重者出现呼吸加速，气促，或明显呼吸窘迫。部分病人可闻少许湿啰音。抗菌药物治疗无明显效果。③ 胸部X线检查,肺部有不同程度浸润性阴影。病原体检查,急性期取血、痰、咽拭子做分离,可培养出SARS病毒。血清学检查,抗体阳性。应用聚合酶链反应可检测到SARS-CoV RNA。

2. 有以下指征时可应用肾上腺皮质激素:① 有严重中毒症状,高热3日不退;② 48 h内肺部阴影进展超过50%;③ 有急性肺损伤或出现ARDS。

3. 传染性非典型肺炎的治疗原则有:① 密切监测病情变化;② 对症治疗,包括卧床休息,镇咳祛痰,高热者给予物理降温或解热镇痛药,保护重要器官功能,加强营养支持;③ 吸氧;④ 有指征时应用糖皮质激素;⑤ 预防和治疗继发细菌感染;⑥ 早期可试用抗病毒药物;⑦ 重症可试用增强免疫功能的药物;⑧ 重症病例需要时可使用无创正压机械通气(NPPV);⑨ 必要时进行有创正压机械通气治疗;⑩ 出现休克或MODS,予相应支持治疗。

4. 对患者应早发现、早报告、早隔离、早治疗。对密切接触者进行隔离观察。注意保持个人卫生和公共卫生,必要时应戴口罩。医务人员接触病人应加强消毒隔离措施。疫苗正在研制中。

三、病例分析题

(1) 诊断:传染性非典型肺炎。

(2) 主要鉴别诊断:上呼吸道感染,流感,细菌性肺炎,AIDS合并肺部感染,军团菌病,肺结核等。

(3) 治疗原则:① 卧床休息;② 剧咳时镇咳;③ 体温过高(>38.5℃)时降温;④ 保护心、肝、肾功能;⑤ 加强支持治疗;⑥ 吸氧;⑦ 必要时予肾上腺皮质激素;⑧ 可加用抗病毒药物和抗菌药物。

九、流行性腮腺炎

一、选择题

A型题

1. 流行性腮腺炎的临床分期是: (　　)

A. 前驱期,腮腺肿期

B. 前驱期,发热期

C. 腮腺肿期,发热期

D. 前驱期,腮腺肿期,发热期

E. 前驱期，腮腺肿期，发热期，并发症期

2. 以下选项中不是流行性腮腺炎的并发症的是：（　　）

A. 脑膜炎　B. 卵巢炎

C. 胰腺炎　D. 结膜炎

E. 睾丸炎

3. 流行性腮腺炎的传播方式除外：（　　）

A. 说话　B. 蚊虫叮咬

C. 咳嗽　D. 喷嚏

E. 哈气

4. 下列选项不是分离流行性腮腺炎病毒的主要样品来源是：（　　）

A. 血　B. 唾液

C. 大便　D. 尿液

E. 脑脊液

5. 对于流行性腮腺炎的流行病学，描述错误的是：（　　）

A. 全球均有流腮流行，冬春季为流行高峰

B. 2 岁及以上儿童发病较多

C. 流腮在托幼机构、学校等集体单位的易感染者中常引起爆发

D. 1 岁以下儿童和成人不发病

E. 一次感染后可终身免疫

6. 对流行性腮腺炎的描述错误的是：（　　）

A. 是一种急性呼吸道传染病

B. 通过空气飞沫传播

C. 是丙类传染病

D. 临床表现为腮腺化脓性肿胀

E. 能引起脑膜脑炎、睾丸炎、卵巢炎、胰腺炎

7. 以下哪种不是对流行性腮腺炎患者进行的实验室及辅助检查：（　　）

A. 淀粉酶测定　B. 中和抗体测定

C. 角膜印片法　D. 脑脊液病毒分离

E. 血常规检查

8. 对流行性腮腺炎的预防性措施，错误的是：（　　）

A. 只需要在儿童 1 岁时进行一次免疫接种

B. 使用腮腺炎减毒活疫苗进行常规接种

C. 在流行季节，室内要经常通风换气，减少集体活动

D. 定期开展对托幼园所、学校等集体单位的预防流腮知识宣传

E. 按呼吸道传染病隔离患者至腮腺肿大完全消失

二、是非题

1. 流行性腮腺炎患者的淋巴细胞比例一般增高。（　）
2. 流行性腮腺炎患者的尿淀粉酶增高程度与腮腺肿大的程度成正比。（　）
3. 流行性腮腺炎患者常为单侧或双侧腮腺肿大，以耳垂为中心，向前、后、下方发展，边缘不清，质地坚硬，有压痛，有波动感。（　）
4. 发现流行性腮腺炎患者后，应进行室内湿式扫除，通风换气。（　）
5. 流行性腮腺炎流行期应尽早开展疫区内易感者的腮腺炎疫苗应急接种。（　）

三、简答题

1. 简述流行性腮腺炎的病因、病理。
2. 简述流行性腮腺炎的治疗措施。

参考答案

一、选择题

1. A　2. D　3. B　4. C　5. D　6. D　7. C　8. A

二、是非题

1. √　2. √　3. ×　4. √　5. √

三、简答题

1. 流行性腮腺炎的病因病理是：腮腺炎病毒从呼吸道侵入人体后，在局部黏膜上皮细胞和局部淋巴结中复制，然后进入血流，播散至腮腺和中枢神经系统，引起腮腺炎和脑膜炎。病毒在此进一步繁殖复制后，再次侵入血流，形成第二次病毒血症，并侵犯第一次病毒血症未受累的器官，因此临床上出现不同器官相继发生病变。受累组织有非化脓性炎症状为本病的病理特征，表现为腺体及周围组织充血、肿胀及水肿或有出血点等。

2. 流行性腮腺炎的治疗措施

(1) 一般治疗：卧床休息，给予流质饮食，避免进食酸性饮料。注意口腔卫生，餐后用生理盐水漱口。

(2) 抗病毒治疗：发病早期可试用利巴韦林，每日 1 g，儿童 15 mg/kg 静脉滴注，疗程5～7天。亦有报告应用干扰素治疗成人腮腺炎合并睾丸炎患者，能使腮腺炎和睾丸炎症状较快消失。

（3）对症治疗：头痛和腮腺胀痛可应用镇痛药。睾丸胀痛可用棉花垫和"丁"字带托起。

（4）肾上腺皮质激素的应用：对重症或并发脑膜脑炎、睾丸炎、心肌炎患者，可应用地塞米松，5～10 mg/d；或氢化可的松，150～250 mg/d，静脉滴注，连用5～7天。

十、麻　疹

一、选择题

A型题

1. 我国《传染病防治法》规定，麻疹属：（　　）

A. 甲类传染病　　B. 乙类传染病

C. 丙类传染病　　D. 丙类传染病，按乙类管理

E. 以上都不是

2. 麻疹特异性的口腔黏膜斑称为：（　　）

A. Koplik　　B. Kerbs

C. Chick　　D. Measles

E. Plibif

3. 麻疹的潜伏期是：（　　）

A. 6～18天　　B. 7～14天

C. 7～21天　　D. 10～20天

E. 8～19天

4. 麻疹的传染期是：（　　）

A. 发病到皮疹消失　　B. 发病到疹后5天

C. 发病前2天到疹后7天　　D. 发病前2天到疹后5天

E. 发病前3天到皮疹消失

5. 麻疹的皮疹常始见于：（　　）

A. 耳后、颈部　　B. 躯干

C. 上臂　　D. 四肢

E. 下肢

6. 麻疹的皮疹形态是：（　　）

A. 充血性斑丘疹
B. 出血性斑丘疹
C. 充血性丘疹
D. 出血性丘疹
E. 充血性斑疹

7. 在所有的麻疹并发症中，以下选项中远期出现的罕见的危害严重的疾病的是： ( )

A. 肺炎
B. 喉炎
C. 中耳炎
D. 亚急性硬化性全脑炎
E. 心肌炎

8. 常用的快速监测麻疹的实验方法是： ( )

A. 噬斑减少中和实验
B. 血凝抑制实验
C. 补体结合实验
D. 酶联免疫吸附实验
E. 病毒分离

9. 我国规定，麻疹免疫的起始年龄是： ( )

A. 8 月龄
B. 1 岁
C. 1.5 岁
D. 2 岁
E. 7 岁

10. 麻疹病人应隔离到出疹后 5 天，有呼吸道并发症者应延长至出疹后多少天： ( )

A. 6 天
B. 8 天
C. 10 天
D. 12 天
E. 14 天

11. 任何医疗单位发现麻疹疑似病例后，城市地区向疾病预防控制部门报告应在： ( )

A. 6 h 内
B. 12 h 内
C. 24 h 内
D. 48 h 内
E. 72 h 内

12. 麻疹的发病高峰季节是： ( )

A. 秋冬季
B. 冬春季
C. 春夏季
D. 夏秋季
E. 春季

二、是非题

1. 麻疹的临床表现分为前驱期、出疹期和恢复期。 ( )

2. 肺炎是麻疹常见的合并症。 ( )

3. 病人是唯一的传染源。 ( )

4. 经常开窗通风，可以降低麻疹等呼吸道疾病的发生。　　（　　）

三、简答题

1. 简述麻疹的皮疹特点。
2. 如何早期诊断麻疹？

参考答案

一、选择题

1. B　2. A　3. A　4. D　5. A　6. A　7. D　8. D
9. A　10. C　11. B　12. B

二、是非题

1. √　2. √　3. √　4. √

三、简答题

1. 麻疹的皮疹特点是：3～5 病日出现斑丘疹，自耳后向颈及全身发展，手、足、心见疹，初为淡红色，稀疏，疹间皮肤正常，逐渐增多，部分融合成暗红色，全身症状加重。出疹 3～5 日后，全身情况迅速改善，皮疹按出疹的先后顺序逐渐消退，并留有色素沉着及脱屑。

2. 诊断早期麻疹：① 首先出现发热及上呼吸道炎症状。常高热，甚至超高热，伴咳嗽、流涕、打喷嚏、畏光、眼结合膜充血、咽部充血等。第 2～3 病日，90％以上的病人于双侧近第一臼齿对应的颊黏膜上检出麻疹黏膜斑。

② 周围血象：白细胞总数减少，淋巴细胞相对增多。

③ 血清抗体测定：采用 ELISA 法测患者血清中特异性 IgM 抗体，可作为早期特异性诊断方法。

十一、流行性出血热

一、选择题

A 型题

1. 对流行性出血热的早期诊断有帮助的是：　　（　　）

A. 血尿素氮增高,二氧化碳结合率降低
B. 弥散性血管内凝血实验室检查阳性
C. 肝素类物质增加
D. 红细胞及血红蛋白升高明显
E. 外周血发现异型淋巴细胞,尿中出现大量蛋白

2. 下列治疗中出血热患者并发高血容量综合征时首选治疗的是: ( )
A. 大剂量肾上腺皮质激素 B. 血液透析疗法
C. 纠正酸中毒 D. 扩容
E. 免疫抑制剂

3. 下列对出血热患者并发高血钾的治疗,错误的是: ( )
A. 10%葡萄糖酸钙 B. 高渗葡萄糖+胰岛素
C. 输全血 D. 5%碳酸氢钠
E. 血液透析

4. 20岁,男,急起发病2日,于1月5日就诊,高热40.5℃,伴头痛,身痛,乏力,呕吐多次。查体:急性重病容,神清,颈软,胸前、腋下可见条索状出血点,心肺正常,肝于肋下1.5 cm。血象:血红蛋白180 g/L,白细胞$30.2\times10^9/L$,中性粒细胞0.80,淋巴细胞0.20,血小板$40\times10^9/L$,尿蛋白(4+)。应考虑: ( )
A. 急性肾小球肾炎 B. 伤寒
C. 流行性出血热 D. 钩端螺旋体病
E. 流行性脑脊髓膜炎

5. 流行性出血热刚进入低血压休克期的主要治疗措施为: ( )
A. 使用强心利尿剂或激素 B. 使用血管活性药
C. 纠正DIC D. 纠正酸中毒
E. 补充血容量

6. 流行性出血热少尿期的治疗应特别注意: ( )
A. 出血的处理 B. 纠正低血钠
C. 纠正心衰 D. 限制静脉输液量
E. 使用利尿剂

C型题

第7~8题
A. 流行性出血热 B. 钩端螺旋体病
C. 两者均有 D. 两者均无

7. 球结合膜水肿: ( )

8. 眼结合膜充血: ( )

第 9～10 题

A. 大出血　　B. 高血容量综合征

C. 两者均有　　D. 两者均无

9. 钩端螺旋体病：（　　）

10. 流行性出血热：（　　）

X 型题

11. 流行性出血热低血压休克期血象变化特征有：（　　）

A. 血小板降低　　B. 白细胞总数增高

C. 中性粒细胞增高　　D. 可见异型淋巴细胞

E. 血红蛋白下降

12. 流行性出血热发热期三痛症状为：（　　）

A. 头痛　　B. 腓肠肌痛

C. 眼眶痛　　D. 胸痛

E. 腰痛

13. 流行性出血热发热期体征包括：（　　）

A. 上臂潮红　　B. 眼结合膜出血

C. 颜面潮红　　D. 颈部发红

E. 胸部发红

14. 流行性出血热患者出现高血容量综合征时的治疗有：（　　）

A. 透析疗法　　B. 扩容

C. 强心　　D. 利尿

E. 活跃微循环

15. 流行性出血热患者透析指征，下列哪项是正确的：（　　）

A. 高血容量综合征　　B. 低血压休克

C. 颅内出血　　D. 尿毒症

E. 高血钾

二、填空题

1. 流行性出血热发热期出现的“三红”体征指的是______________________________________。

2. 流行性出血热的主要传染源是______________。

三、简答题

1. 流行性出血热少尿期的治疗原则是什么？

2. 流行性出血热休克期的治疗原则是什么？

3. 简述流行性出血热的诊断依据。

四、病例分析题

1. 李某,男,40 岁,发热 4 天,无尿 1 天,于 1 月 25 日入院。患者于 1 月 21 日突起畏寒、发热,体温 38.5～39℃,伴头痛、全身不适,咽痛,经抗生素及退热药治疗病情无好转,24 日晨昏倒,即送当地医院,当时 Bp 65/40 mmHg,WBC 20.0×10^9/L,N 0.90,L 0.10,拟诊为“败血症”,给予青霉素及卡那霉素并用升压药后血压回升,体温降至正常,但仍未解出小便,以“感染性休克”、“急性肾衰”转来我院治疗。

既往体健,当地有类似发作患者。

查体:体温 37.5 ℃,脉搏 108 次/分,呼吸 22 次/分,血压 125/80 mmHg,重病容,神志尚清,颈软,眼结合膜充血,胸前可见数个皮疹,压之不褪色,手臂及臀部注射处有多块成片淤斑,双肺清晰,心率 108 次/分,律齐,腹部轻压痛,无反跳痛,肝肋下 1.5 cm,质中等,脾未扪及,克、布氏征阴性。

实验室检查:

血常规:血红蛋白 145 g/L,白细胞 25.5×10^9/L,中性粒细胞 0.82,淋巴细胞 0.13,异淋 0.05;血小板 50×10^9/L。

尿常规:蛋白(3+),红细胞(+),白细胞 0～1/HP。

大便隐血试验:阳性。

问题:

(1) 本例应诊断什么疾病? 诊断依据是什么?

(2) 本例鉴别诊断应考虑哪些疾病?

(3) 本例治疗原则有哪些? 在当地治疗存在什么问题?

2. 陈某,女性,35 岁,因畏寒、发热,头痛,身痛 4 天,于 2000 年 12 月 30 日急症抬送入院。

患者于 12 月 26 日突起畏寒、发热,体温 39.0～40.5℃,伴有全身疼痛,腰痛,当地医院按“上感”治疗,曾服用 APC、银翘解毒丸病情无好转,29 日上厕所时昏倒一次,病后食量减少,卧床休息,大便稀水样,未见黏液,3～5 次/日,无里急后重,小便量减少。

病前健康,当地有类似发作患者。

查体:体温 39.0℃,脉搏 100 次/分,呼吸 20 次/分,血压 60/40 mmHg,急性病容,神清,眼球结合膜充血,颈软,腋下皮肤可见数个出血点,咽部充血,心律齐,100 次/分,未闻及杂音,肺(—),腹软,肝、脾未扪及,脐周轻压痛,克、布氏征(—),膝腱反射正常。

实验室检查:血常规:血色素 146 g/L,白细胞 15.0×10^9/L,中性粒细胞

0.80，淋巴细胞 0.20，血小板 60×10^9/L；尿常规：蛋白(3+)；粪常规：黄稀，镜检 WBC 0～2/HP。

问题：

(1) 本例最可能的诊断及鉴别诊断依据。

(2) 如何进一步明确诊断？

(3) 提出治疗意见。

参考答案

一、选择题

1. E　**2.** B　**3.** C　**4.** C　**5.** E　**6.** D　**7.** A　**8.** C　**9.** A　**10.** C　**11.** ABCD　**12.** ACE　**13.** BCDE　**14.** ACD　**15.** ADE

二、填空题

1. 颜面、颈、上胸部潮红

2. 鼠类

三、简答题

1. 流行性出血热少尿期的治疗原则是：① 稳定内环境，包括严格控制输入量，供给充分热量，有酸中毒时纠酸。② 促进利尿，可应用高效利尿剂，如呋塞米等，或酚妥拉明、山莨菪碱、多巴胺等血管扩张剂。③ 导泻，常用甘露醇、硫酸镁或中药大黄口服。④ 透析，有明显氮质血症、高血钾或高血容量综合征患者，可应用血液透析或腹膜透析。

2. 流行性出血热休克期的治疗原则是：① 扩充血容量，应早期、快速，适量补充平衡盐液及胶体液；② 纠正酸中毒；③ 需要时予血管活性药；④ 必要时予强心剂；⑤ 可应用肾上腺皮质激素；⑥ 如伴有 DIC 或继发纤溶应结合实验室检查给予肝素或抗纤溶药物治疗。

3. 流行性出血热主要依靠临床特征、流行病学资料和实验室检查以确诊。

(1) 流行病学：发病季节，进入疫区，有和鼠类或其他宿主动物接触史。

(2) 临床特征。早期主症有：① 发热中毒症状，头痛，腰痛，眼眶痛，胃肠道症状；② 充血、出血、外渗体征，颜面颈胸充血、眼结膜充血出血、水肿，腋下出血点；③ 肾脏受损表现，少尿倾向。

典型患者有五期经过：发热期；低血压休克期；少尿期；多尿期；恢复期。

（3）实验室检查，血常规 WBC 增加，出现异型淋巴细胞；尿常规见蛋白尿；血清特异性 IgM 抗体阳性。

四、病例分析题

1.（1）本病应诊断为流行性出血热（少尿期）。依据：11 月至次年 1 月系出血热流行季节，当地有类似患者；有较典型的临床表现，发热、低血压、少尿等；充血、出血的体征（结合膜、胸前、手臂、臀部等处），腹部压痛，肝大；血象增高，血小板减少，可见异型淋巴细胞；蛋白尿。

（2）鉴别：应与败血症、流脑、急性肾小球肾炎等鉴别。

（3）治疗原则：稳定内环境，严格控制入水量（前一日尿量及吐泻量再加 500～700 ml 液体，）每日输入糖 200～300 g，以减少体内蛋白分解，控制氮质血症；促进利尿，可用呋塞米 100～300 mg/次，静脉注射，1 次/6 h，亦可用酚妥拉明 10 mg 静脉滴注；导泻，如果没有消化道出血可口服甘露醇 25 g 或中药导泻；有尿毒症、高血容量综合征、高血钾者可采用血液透析治疗。当地治疗不该应用氨基糖苷类药物，因可加重对肾脏的损伤。

2.（1）诊断：最可能的诊断是流行性出血热（低血压休克期）。

依据：起病急，有发热、全身中毒症状；皮肤、黏膜充血，出血；并出现休克；血象改变；尿蛋白的出现；结合 12 月系出血热高发季节，且当地有类似患者的发生。

（2）进一步的检查：测血清抗 EHF－IgM 抗体。

（3）治疗原则：迅速扩容，争取在 4 h 内稳定血压，液体晶、胶结合，以平衡盐液为主，胶体液可用低分子右旋糖酐；纠正酸中毒，主要用 5%碳酸氢钠溶液；血压不稳定者可应用血管活性药物，如多巴胺等；病情重者可考虑使用糖皮质激素治疗。

十二、艾滋病

一、选择题

A 型题

1. HIV 不会通过的途径传播是：（　　）

A. 输血　　B. 握手

C. 母婴　　D. 共用注射器注射

E. 性接触

2. HIV 主要感染： ( )

A. 神经胶质细胞
B. CD_4 T 淋巴细胞
C. 单核细胞
D. B 淋巴细胞
E. 皮肤上皮细胞

3. 高危人群出现下列情况 2 项或 2 项以上者，应考虑艾滋病的可能。下列描述有误的是： ( )

A. 体重下降 10%以上
B. 间歇或持续发热 1 个月以上
C. 双侧腹股沟淋巴结肿大
D. 慢性咳嗽或腹泻 1 个月以上
E. 反复出现带状疱疹或慢性播散性单纯疱疹

B 型题

第 4～10 题

A. 核苷类反转录酶抑制剂
B. 非核苷类反转录酶抑制剂
C. 蛋白酶抑制剂
D. 免疫调节剂
E. β-内酰胺酶抑制剂

4. 干扰素： ( )

5. 印地那韦(IDV)： ( )

6. 齐多夫定(AZT)： ( )

7. 拉米夫定(3TC)： ( )

8. 司坦夫定(d4T)： ( )

9. 奈韦拉平(NVP)： ( )

10. 洛匹那韦/利托那伟(克力芝)： ( )

第 11～15 题

A. 更昔洛韦
B. 复方新诺明
C. 青霉素
D. 螺旋霉素
E. 氟康唑

11. 艾滋病并发的巨细胞病毒感染： ( )

12. 艾滋病并发的隐孢子虫： ( )

13. 艾滋病并发的卡氏肺孢子虫肺炎： ( )

14. 艾滋病并发的隐球菌脑膜炎感染： ( )

15. 弓形虫病： ( )

X 型题

16. HIV 的传播途径有：（　　）

A. 性接触传播　　B. 注射传播
C. 与感染者握手　　D. 人工授精
E. 母婴传播

17. HIV 感染的高危人群有：（　　）

A. 同性恋者　　B. 性乱交者
C. 医务工作者　　D. 静脉吸毒者
E. 住同一宿舍者

18. 诊断 HIV 感染的实验室检查包括：（　　）

A. 抗 HIV 抗体检测：p24 和 gpl20 抗体
B. 用定量 PCR 法检测或支链 DNA 分析做 HIV 定量
C. CD_4 T 细胞和总淋巴细胞计数
D. HIV－RNA 检测
E. HIV 抗原检测：p24 抗原

19. 目前抗 HIV 的药物有：（　　）

A. 蛋白酶抑制剂　　B. 博莱霉素
C. 非核苷类反转录酶抑制剂　　D. 喷他脒
E. 核苷类反转录酶抑制剂

二、简答题

1. 艾滋病的主要传播途径有哪些？
2. 艾滋病的高危人群包括哪些？
3. 高危人群出现哪些临床表现时要考虑有感染艾滋病的可能？
4. 如何确诊 HIV 感染者？哪些方法临床最常用？
5. 抗 HIV 治疗的适应证是什么？
6. 抗 HIV 的药物可以分为哪三大类？如何联合应用？

三、病例分析题

1. 男性，40 岁，因发热、咳嗽、吐痰 5 天，气短 2 天住院。否认吸毒史，3 年前离婚，无子女，有同性恋史。

入院体检：体温 39.0℃，脉搏 120 次/分，呼吸 48 次/分，血压 110/70 mmHg，神志清楚，发育营养正常，呼吸急促，唇发绀，淋巴结不肿大，双肺轻度湿啰音，腹部肝脾未触及。

实验室检查：血红蛋白 14 g/L，白细胞 3.9×10^9/L，中性粒细胞 0.70，淋巴细胞 0.22，单核细胞 0.06，嗜碱性粒细胞 0.02，动脉血氧分压（PaO_2）24 mmHg，肺部 X 线征为间质性肺炎。

入院后患者经气管切开，使用人工呼吸器，血 PaO_2 仍低，且神志逐渐不清，血压下降，入院后 3 天死于呼吸循环衰竭。

问题：

（1）本病可能诊断是什么？提出诊断依据。

（2）应与哪些疾病作鉴别？

（3）如何进一步确诊？

2. 男性，38 岁，厨师，福建人，因发热，消瘦，乏力一年多，腹胀、腹泻二十多天入院。

患者于 1 年前开始不规则发热，人渐消瘦及上肢无力，发作时神志清，但不能说话，无抽搐及大小便失禁。每次 1～2 h 自行恢复，有时伴有站立不稳及手持物掉地现象。发作开始时间间隔长，以后逐渐频繁，体重减轻十多千克。曾在当地住院 3 周，据云诊断不详，因病情无改善而回国就医，脑 CT 有脑萎缩，曾诊断为癫痫。近因畏寒、发热伴腹胀、腹泻二十多天而入院。

过去曾先后 2 次去国外工作，共 9 年，爱人定居香港，健在。有 3 个孩子，有旅游史。

入院体检：体温 39.5℃，脉搏 120 次/分，呼吸 20 次/分，血压 140/70 mmHg。慢性消耗病容，营养差，神志清楚，手指、脚趾有甲癣，双腹股沟可扪及多个淋巴结，直径 0.8～1.0 cm，颈软，心率 120 次/分，律齐，未闻及心杂音，两肺清，腹胀，肝肋下 2 cm，脾未触及，肠鸣阵阵活跃。

实验室检查：血红蛋白 12 g/L，白细胞 6.4×10^9/L，中性粒细胞 0.70，淋巴细胞 0.27，单核细胞 0.03。大便常规：黏液（＋），脓细胞少许。

尿常规：尿蛋白（＋），镜检脓细胞（＋），红细胞少许，颗粒管型 0～3/HP。

$CD_4/CD_8=0.18$

患者入院后出现口腔真菌感染，继续腹泻，曾有呕吐、黑便，住院 1 个月后，突然发生四肢强直性抽搐，2 天后死亡。

问题：

（1）本病可能的诊断是什么？提出诊断依据。

（2）为了鉴别和诊断，还须做哪些检查？

参考答案

一、选择题

1. B **2.** B **3.** C **4.** D **5.** C **6.** A **7.** A **8.** A
9. B **10.** C **11.** A **12.** D **13.** B **14.** E **15.** D
16. ABDE **17.** ABD **18.** ABDE **19.** ACE

二、简答题

1. 艾滋病的传播途径:① 性接触传播;② 注射途径,如药瘾者共用针头,血友病患者应用血制品,不洁输(供)血;③ 母婴传播。

2. 艾滋病的高危人群是:为男同性恋者、多性伴、静脉吸毒、卖淫嫖娼、与HIV感染者密切接触、用过进口血制品、血友病患者以及1995年前后非义务献血者。

3. 高危人群或其他人群出现以下情况时,要考虑有感染可能:① 原因不明的免疫功能低下;② 持续不规则发热1个月以上;③ 持续原因不明的全身淋巴结肿大(淋巴结直径>1 cm);④ 慢性腹泻多于4～5次/日,持续1个月以上;⑤ 3个月内体重下降>10%;⑥ 合并有口腔念珠菌感染,反复出现带状疱疹或慢性播散性单纯疱疹感染,卡氏肺囊虫肺炎,巨细胞病毒(CMV)感染,弓形虫病,隐球菌脑膜炎,进展迅速的活动性肺结核或肺外结核,皮肤黏膜的卡氏肉瘤(KS),淋巴瘤等(其中任何一种);⑦ 中青年患者出现痴呆症。

4. 临床最常用的确诊方法是初筛试验(ELISA法)检测HIV抗体,若连续2次阳性,再做确认试验(免疫印迹法WB)等以助确诊。我国需经省级艾滋病确认实验室复查阳性才可最后确诊。

其他的检测方法有ELISA法检测p24抗原,RT-PCR法检测HIV-RNA等。

5. 对于急性感染期病人,HIV血清阳转在6个月之内的人,所有出现艾滋病临床症状的患者应给予抗反转录病毒治疗。对无症状期病人推荐方案是:CD_4T细胞<350/mm^3或病毒载量HIV-RNA>30 000 copies/ml(bDNA法)。

6. 目前抗HIV的药物可分为:① 核苷类反转录酶抑制剂;② 非核苷类反转录酶抑制剂;③ 蛋白酶抑制剂。

联合用药指三联或四联用药,即2种核苷类反转录酶抑制剂和1种蛋白酶抑制剂或1种非核苷类反转录酶抑制剂的联合,以及其他联合。这种联合用药称为高效抗反转录病毒治疗(HAART)。

三、病例分析题

1. (1) 本病可能的诊断是艾滋病合并卡氏肺孢子虫肺炎。诊断依据是:① 患者有同性恋史;② 短期发热,呼吸急促伴口唇发绀,低氧血症(PaO_2 24 mmHg);③ 肺部X线征为间质性肺炎;④ 临床缺氧情况与肺部的病变不符;⑤ 白细胞与中性粒细胞不增高,不支持一般细菌性肺炎。

(2) 本病需与粟粒性肺结核、真菌性肺炎及其他病原体引起的肺部感染相鉴别。

(3) 确诊方法:① 反复多次做痰涂片、支气管灌洗液离心沉淀或支气管镜活检,经吉姆萨染色或六甲烯四胺银染色,找肺孢子虫包囊或滋养体;② 检测HIV抗体(ELISA法);③ RT-PCR法检测HIV-RNA。

2. (1) 本病诊断可能为艾滋病。诊断依据为:① 患者有旅游史;② 除有长期发热、明显消瘦、慢性腹泻、淋巴结和肝大等表现外,尚有神经系统症状,如眼前发黑、视物模糊、上肢无力、站立不稳及手持物掉地现象,死亡前有强直性抽搐和脑部CT有脑萎缩;③ 口腔有真菌感染,大便和尿检查有炎性改变;④ $CD_4/CD_8<1(0.18)$。

(2) 尚需做的检查有:① 检查血中的HIV抗体(包括ELISA法和免疫印迹法)。② RT-PCR法检测HIV RNA。③ 脑脊液检查:涂片染色找弓形虫滋养体或包囊;用墨汁染色检查找新隐球菌;用抗酸染色找结核杆菌,以排除艾滋病的神经系统并发机会性感染。④ 作CD_4 T淋巴细胞计数。

十三、脊髓灰质炎

一、选择题

A型题

1. 脊髓灰质炎病毒的传播方式下述哪项是不可能的: ( )

A. 通过粪—口传播

B. 通过输血传播

C. 通过污染的食物、手及玩具传播

D. 通过污染的水传播

E. 通过呼吸道传播

2. 脊髓灰质炎患者的确诊,除病毒分离外还可依据: ( )

A. 脑脊液中糖和氯化物降低

B. 脑脊液中蛋白质—细胞分离现象

C. 脑脊液蛋白明显增多
D. 血清特异性抗体阳性
E. 脑脊液白细胞增多

3. 对与脊髓灰质炎患者密切接触者应采取下述哪种预防措施： （ ）
A. 使用干扰素预防
B. 口服抗病毒药物
C. 鼻咽部喷射预防药物
D. 口服疫苗
E. 肌内注射丙种球蛋白

4. 脊髓灰质炎疫苗正确的免疫计划方法是： （ ）
A. 出生后 1 岁开始口服三联混合疫苗，连服 3 次，间隔半年，12 岁加强一次
B. 出生后 6 个月开始口服三联混合疫苗，连服 3 次，间隔半年，12 岁加强一次
C. 出生后 24 h 开始口服三联混合疫苗，按 0，1，6 个月连服 3 次，5～10 年后加强一次
D. 出生后 6 个月口服三联混合疫苗一次，6 岁加强一次
E. 出生后 2～4 个月开始口服三联混合疫苗，连服 3 次，间隔 1 个月，4 岁加强一次

C 型题

第 5～6 题
A. 血清特异性抗体检测
B. 病毒分离
C. 两者均有
D. 两者均无

5. 风疹的确诊依据： （ ）

6. 脊髓灰质炎的确诊依据： （ ）

第 7～8 题
A. 脑脊髓液出现蛋白质—细胞分离现象
B. 不对称的肢体弛缓性瘫痪
C. 两者都是
D. 两者都不是

7. 脊髓灰质炎： （ ）

8. 感染性多发性神经根炎： （ ）

X 型题

9. 脊髓灰质炎患者的正确治疗方法有： （ ）
A. 有抽搐者应用镇静剂
B. 卧床休息，保证足够的水、电解质及热量
C. 病情严重时可短期应用肾上腺皮质激素治疗

D. 瘫痪进展期应用加兰他敏及地巴唑，以促进神经肌肉的传导
E. 中枢性和呼吸肌瘫痪所致呼吸衰竭时须及时应用人工呼吸器治疗

10. 支持脊髓灰质炎的实验室诊断指标有： ( )
A. 特异性补体结合抗体阳性
B. 嗜异抗体阳性
C. 脑脊液常规检查有类似病毒性脑膜炎的变化
D. 血及脑脊液中特异性抗体 IgM 阳性
E. 粪便中分离出脊髓灰质炎病毒

二、简答题

1. 简述脊髓灰质炎的发病机制。
2. 脊髓灰质炎瘫痪期的临床特点有哪些?
3. 对脊髓灰质炎患者如何进行诊断?
4. 脊髓灰质炎的治疗原则有哪些?

参考答案

一、选择题

1. B **2.** D **3.** E **4.** E **5.** C **6.** C **7.** C **8.** A
9. ABCE **10.** ACDE

二、简答题

1. 脊髓灰质炎的发病机制：病毒侵入人体后，形成病毒血症，并能沿周围神经的轴突播散到 CNS，进一步扩展到脊髓或大脑。主要累及 CNS 的运动神经细胞，以脊髓受累最常见，故肢体瘫痪多见。

2. 脊髓灰质炎瘫痪期的临床特点是：病人起病 3～4 日后出现肢体不对称性迟缓性瘫痪，可累及任何肌肉，但常以四肢，尤以下肢多见。肌张力低下，腱反射消失，不伴有感觉障碍，呼吸肌瘫痪时可影响呼吸。脑干受累时可引起延髓性麻痹、中枢性呼吸衰竭。

3. 诊断脊髓灰质炎应根据流行病学资料和临床特点，作出临床诊断，进一步作病毒分离或检测特异性抗体，如阳性结果则可确诊。

4. 治疗脊髓灰质炎的原则是以对症处理和支持治疗为主。

注意营养和体液平衡，补充大剂量维生素 C 及 B 族，体温高者可予氢化可的松静滴。瘫痪停止进展后，可应用加兰他敏及地巴唑，以促进神经肌肉

传导。吞咽困难者应予鼻饲，有呼吸肌麻痹时可气管切开、人工呼吸。呼吸衰竭时的治疗同乙型脑炎处理方法。恢复期可加强主动性功能锻炼、按摩、针刺及其他物理疗法。

第二节 细菌感染

一、猩红热

一、选择题

A 型题

1. 可用狄克(Dick)试验进行辅助诊断的疾病是： ( )

A. 登革热
B. 波浪热
C. 风湿热
D. 猩红热
E. 出血热

B 型题

第 2～6 题

A. 全身散在斑丘疹、水疱疹
B. 感染性休克、惊厥、呼吸衰竭
C. 阵发性痉挛性咳嗽、吸气末鸡鸣样吼声
D. 发热、流涕、结合膜充血、口腔黏膜斑
E. 发热、全身皮肤充血、鸡皮样皮疹

2. 中毒性痢疾的临床特点： ( )
3. 百日咳的临床特点： ( )
4. 猩红热的临床特点： ( )
5. 水痘的临床特点： ( )
6. 麻疹的临床特点： ( )

二、填空题

1. 猩红热的特殊体征除杨梅舌外，还有____________、____________、____________、____________等。

2. 猩红热病原治疗____________为首选。对其过敏者可选用____________或____________等。

三、是非题

1. 猩红热是由 A 组 β 型溶血性链球菌引起的急性呼吸道传染病。 ( )

2. 猩红热临床特征为发热、咽峡炎、全身弥漫性鲜红色皮疹和疹后脱屑。（　　）

3. 少数猩红热患者病后可出现变态反应性心、肾、关节并发症。（　　）

四、简答题

1. 简述典型猩红热三大特征性临床表现。

2. 简述猩红热诊断要点。

参 考 答 案

一、选择题

1. D　**2.** D　**3.** C　**4.** E　**5.** A　**6.** D

二、填空题

1. 线状疹(Pastia 线)　口周苍白圈　皮肤脱屑　充血性弥漫性针尖样丘疹

2. 青霉素　红霉素　头孢菌素

三、是非题

1. √　**2.** √　**3.** √

四、简答题

1. 猩红热的三大特征临床表现是发热、咽峡炎、第 2 病日出现皮疹。典型皮疹是在弥漫性充血的皮肤上出现分布均匀的针尖大小的丘疹，压之褪色，伴有痒感。在皮肤皱褶处，皮疹密集或因摩擦出血而呈紫色线状，称为“线状疹”(亦称 Pastia 线)。颜面部位仅有充血无皮疹。口鼻周围充血不明显，与面部充血相比显得发白，称为“口周苍白圈”。皮疹多于 48 h 达高峰。继之依出疹顺序开始消退。2～3 日内退尽，重者可持续 1 周。疹退后开始皮肤脱屑，皮疹越多越密脱屑越明显。发疹之同时出现舌乳头肿胀，初期舌被白苔，肿胀的舌乳头凸出覆以白苔的舌面，称为“草莓舌”。2～3 日后舌苔脱落，舌面光滑呈绛红色，舌乳头凸起，称为“杨梅舌”。

2. 猩红热的诊断要点：

(1) 流行病学资料：当地是否有本病流行，有无接触史。

(2) 临床表现：骤起发热，咽峡炎，病后 2 日内出疹，为在充血的皮肤上有猩红色皮疹者。若疹退后皮肤有脱屑，则临床诊断可能性更大。

(3) 实验室检查：血象：白细胞总数增高，多在(10～20)$\times 10^9$/L，中性粒细胞常在80%以上，严重病人可出现中毒颗粒。咽拭子或脓液培养分离出A组溶血性链球菌，或标本涂片用免疫荧光法有A组溶血性链球菌则可证实诊断。

二、流行性脑脊髓膜炎

一、选择题

A 型题

1. 在我国流行期间，脑膜炎双球菌带菌率与发病呈平行关系的菌群是：（　　）

A. A 群为主
B. B 群为主
C. C 群为立
D. D 群为主
E. Y 群为主

2. 对流脑、乙脑患者在急诊时有很重要临床鉴别诊断意义的变化是：（　　）

A. 脑实质损害程度
B. 脑脊液
C. 皮肤淤点、淤斑
D. 发病季节
E. 颅内压增高程度

3. 流脑脑膜脑炎型患者出现昏迷、潮式呼吸和瞳孔不等大时，最主要的抢救措施是：（　　）

A. 肌注苯巴比妥
B. 20%甘露醇静脉快速注入
C. 注射山莨菪碱(654－2)
D. 立即气管切开
E. 使用人工呼吸机

4. 普通型流脑用磺胺嘧啶治疗1天，第2天临床症状无改善并出现颅高压，主要应采取的措施是：（　　）

A. 改用青霉素
B. 加强脱水治疗
C. 肝素应用
D. 腰穿放脑脊液
E. 加用激素

5. 暴发型流脑休克型临床特点中，下列选项中错误的是：（　　）

A. 起病急骤，休克出现快
B. 有出血点并常迅速扩展
C. 脑膜刺激征阴性

D. 由于起病急，脑脊液常规起病后即为化脓性变化

E. 伴 DIC

第 6～8 题

女，6 岁、畏寒、高热，头痛，呕吐，昏迷 20 h，皮肤见大片淤斑多处，颈强直，瞳孔直径左＞右。呼吸节律不规则，于 1 月 13 日入院，血白细胞 19.0×10^9/L，血压 8/5.5 kPa(60/40 mmHg)。

6. 最可能的诊断是： （　　）

A. 中毒型菌痢　　B. 流行性脑脊髓膜炎暴发型

C. 再生障碍性贫血伴感染　　D. 肺炎双球菌性脑膜炎

E. 流行性乙脑脑炎

7. 下列处理中，错误的是： （　　）

A. 立即腰穿，做脑脊液检查　　B. 快速静滴甘露醇治疗

C. 抗生素应用　　D. 扩容抗休克

E. 呼吸兴奋剂应用

8. 除病原治疗外，此时下列措施最重要的是： （　　）

A. 20%甘露醇应用　　B. 扩容抗休克

C. 肝素应用　　D. 升压药应用

E. 激素应用

第 9～11 题

患儿 5 岁，发热，头痛，皮疹 10 h，频繁抽筋，昏迷 2 h 就诊。体检：全身散在淤斑，两下肢已融合成片，血压 0/0 kPa，瞳孔右侧散大，左侧为 3 mm，左下肢轻瘫，呼吸节律不规则。

9. 考虑此病人属流脑哪一型： （　　）

A. 普通型　　B. 败血症休克型

C. 暴发型脑膜脑炎型　　D. 暴发型混合型

E. 慢性败血症型

10. 在抗休克常规治疗中，应重点纠正哪项病理变化： （　　）

A. 纠正水、电解质紊乱　　B. 纠正血pH

C. 纠正 DIC　　D. 改善肾功能

E. 改善休克肺

11. 与患儿有密切接触的父母亲应进行的预防措施是： （　　）

A. 早期检查，及时发现继发新病人再及时治疗

B. 菌苗预防

C. 口服利福平

D. 高锰酸钾溶液漱口

E. 中草药预防

第 12～14 题

2002 年 1 月 10 日，15 岁患者诉寒战，高热，头痛，喷射性呕吐持续 6 h，神萎，面色苍白，血压 6.2/4.0 kPa(45/30 mmHg)，心率 120 次/分。

12. 急诊时应重点查询检查是： ( )

A. 注意观察全身皮肤有无散在性淤点、淤斑

B. 神经系统体检

C. 腹部有无压痛及肌卫、肿块

D. 肺部有无提示炎症体征

E. 体位有无角弓反张

13. 体检发现脑膜刺激征(—)，锥体系体征(—)，但皮肤出现散在淤点及淤斑多起，急诊时应首先做的检查是： ( )

A. 淤点或淤斑细菌革兰染色涂片

B. 腰穿查 CSF 常规

C. 头颅 CT

D. 血常规及血小板计数

E. 头颅核磁共振

14. 临床诊断为： ( )

A. 中毒型菌痢

B. 暴发型流脑(休克型)

C. 流行性乙型脑炎

D. 钩体病脑膜脑炎型

E. 脑型疟疾

第 15～17 题

男，11 岁，于 2 月 3 日发病，突起高热，头痛，呕吐 2 天入院。体检见全身皮肤有淤点、淤斑，昏睡，颈有抵抗，血白细胞 19.2×10^9/L(19 200/mm^3)，中性 0.93，淋巴 0.07。

15. 目前最有价值的检查方案为： ( )

A. 腰穿做脑脊液常规及一般细菌培养

B. 血培养一般菌

C. 尿常规

D. 大便常规检查

E. 钩端螺旋体显凝试验

16. 检查已证实有细菌性中枢感染，并在淤点、淤斑涂片中找到革兰阴性双球菌，此时应首选的抗生素为： ( )

A. 第三代头孢菌素

B. 磺胺嘧啶

C. 庆大霉素

D. 青霉素静脉应用

E. 氨苄西林静脉应用

17. 病人用有效脱水治疗已 7 天，应否停药的依据为： ( )

A. 血象恢复正常

B. 临床症状、体征消失

C. 用足 14 天后停药

D. 脑脊液恢复正常后方可停药

E. 血及脑脊液细菌培养阴性后停药

18. 流脑败血症期主要病变是： ( )

A. 血管内皮损害，炎症，坏死，血栓形成

B. 全身小血管中毒性损害

C. 全身性广泛性小血管损害

D. 脑内血管微血栓形成

E. 颅底化脓性炎症和粘连

B 型题

第 19～20 题

A. 青霉素　　B. 氯喹

C. 甲硝唑　　D. 第三代头孢菌素

E. 吡喹酮　　F. 利巴韦林(病毒唑)

G. 两性霉素　　H. 丝裂霉素

I. 诺氟沙星、氧氟沙星　　J. 盐酸小檗碱(黄连素)

19. 流行性出血热发热期抗病原治疗应选用： ( )

20. 暴发型流脑休克型抗病原治疗应选用： ( )

C 型题

第 21～22 题

A. 颅内高压症　　B. 微循环衰竭休克

C. 两者均有　　D. 两者均无

21. 暴发型流脑混合型有： ( )

22. 乙型脑炎有： ( )

第 23～24 题

A. 皮肤淤点、淤斑　　B. 微循环衰竭休克

C. 两者均有　　D. 两者均无

23. 暴发型流脑会出现： ( )

24. 乙型脑炎会出现： ( )

PMP 型题

25. 男，21 岁，急诊患者，诉高热，头痛，呕吐 8 h。体检发现皮肤散在淤点、淤

斑，血压 9/7 kPa(70/60 mmHg)。

(1) 判断在急诊应做的处理中正确与否：

① 及时进行传染病报告。 (　　)

② 皮肤淤斑渗出物涂片革兰染色找细菌。 (　　)

③ 腰穿脑脊液常规检查。 (　　)

④ 血常规。 (　　)

⑤ 血培养。 (　　)

⑥ 尿常规检查。 (　　)

⑦ 开通静脉通路。 (　　)

⑧ 化验 DIC：血小板计数、凝血酶原时间、纤维蛋白定量、3P 试验。 (　　)

(2) 判断送入病房后的处理正确与否：

① 扩容。 (　　)

② 纠正酸中毒。 (　　)

③ 激素应用。 (　　)

④ 大剂量青霉素静滴。 (　　)

⑤ 升压药应用。 (　　)

⑥ 防治 DIC。 (　　)

⑦ 观察尿量。 (　　)

⑧ 头颅 CT。 (　　)

⑨ 血沉。 (　　)

⑩ X 线胸片检查。 (　　)

⑪ 血气分析。 (　　)

⑫ 吸氧。 (　　)

(3) 判断经扩容后血压正常，次日颈项强直，克氏征(+)，布氏征(+)，昏迷，应做的处理正确与否：

① 做腰穿脑脊液常规、生化及一般细菌培养。 (　　)

② 适当加大青霉素剂量。 (　　)

③ 20%甘露醇 125 ml，每 6 h 1 次，静脉点滴。 (　　)

④ 地塞米松 10 mg/d 静脉点滴。 (　　)

⑤ 头颅核磁共振检查。 (　　)

⑥ 头颅 CT 检查。 (　　)

⑦ 复查 DIC 全套。 (　　)

⑧ 停用凝血因子。 (　　)

⑨ 心电图检查。 (　　)

⑩ 检查 Na^+、Cl^-、K^+ 及肾功能。 (　　)

二、填空题

1. 流行性脑脊髓膜炎多见于____________季，____________发病率高。
2. 流脑主要临床表现是突发____________、剧烈____________、频繁____________、皮肤黏膜____________及____________。

三、是非题

1. 暴发型流脑临床分型：① 休克型；② 脑膜脑炎型；③ 混合型。 （ ）
2. 流行性脑脊髓膜炎严重者可有败血症休克及脑实质损害，脑脊液呈非化脓性改变。 （ ）

四、简答题

1. 简述流行性脑脊髓膜炎的血象及脑脊液检查结果。
2. 简述流行性脑脊髓膜炎普通型的临床表现。

五、问答题

1. 试述流行性脑脊髓膜炎暴发型的临床分型及其表现。
2. 试述流行性脑脊髓膜炎暴发型的诊断要点。
3. 试述流行性脑脊髓膜炎暴发型的治疗原则。

参考答案

一、选择题

1. A **2.** C **3.** B **4.** A **5.** D **6.** B **7.** A **8.** A
9. D **10.** C **11.** C **12.** A **13.** A **14.** B **15.** A **16.** D
17. B **18.** A **19.** F **20.** A **21.** C **22.** A **23.** C **24.** D
25. (1) ① + ② + ③ — ④ + ⑤ + ⑥ + ⑦ + ⑧ +
(2) ① + ② + ③ + ④ + ⑤ + ⑥ + ⑦ + ⑧ — ⑨ — ⑩ — ⑪ + ⑫+
(3) ① + ② + ③ + ④ + ⑤ — ⑥ — ⑦ 0 ⑧ + ⑨ 0 ⑩ +

二、填空题

1. 冬春 儿童

2. 高热　头痛　呕吐　淤点、淤斑　脑膜刺激征

三、是非题

1. √　　2. ×

四、简答题

1. (1) 流行性脑脊髓膜炎血象：白细胞总数明显增高，多在 20×10^9/L 以上。

(2) 脑脊液检查：白细胞数明显升高，在 1 000×10^6/L 以上，以多核细胞增高为主。蛋白质含量增高，糖及氯化物明显减低。

2. 流行性脑脊髓膜炎普通型在临床上最常见。前驱期(为上呼吸道感染期)。败血症期重要体征是约 70%～90%病人有皮肤黏膜淤点或淤斑，病情严重者淤斑迅速扩大融合。脑膜炎期主要有中枢神经系统症状，剧烈头痛，频繁呕吐，烦躁不安，颈项强直，克氏征及布氏征阳性等脑膜刺激征。重者有谵妄、神志障碍及抽筋。恢复期约 10%病人出现口唇疱疹。

五、问答题

1. 暴发型的临床分型及表现为：

(1) 休克型：起病急，高热、寒战，严重者体温不升，伴头痛、呕吐及全身严重中毒症状，精神萎靡及烦躁不安。全身皮肤黏膜广泛淤点、淤斑，可迅速融合成大片伴中央坏死。循环衰竭表现为面色苍白，四肢末端厥冷、发绀，皮肤呈花斑状，脉搏细速甚至触不到，血压下降甚至测不出。但脑膜刺激征大多缺如。可有呼吸急促，易并发 DIC。脑脊液检查大多澄清，细胞数正常或轻度增加。

(2) 脑膜脑炎型：主要表现为脑实质损害，除高热、头痛、呕吐外，意识障碍加深，并迅速进入昏迷状态；反复惊厥，锥体束征阳性。血压升高，心率减慢，瞳孔忽大忽小或一大一小，眼底检查见静脉迂曲及视神经盘水肿等脑水肿表现。严重脑水肿可发生脑疝，常见枕骨大孔疝，并迅速出现呼吸衰竭，亦可有天幕裂孔疝，表现为昏迷，同侧瞳孔散大及对光反应消失，眼球固定或外展，对侧肢体瘫痪。均可因呼吸衰竭而死亡。

(3) 混合型：以上两型临床表现同时或先后出现。

2. 暴发型的诊断要点是：

(1) 流行病学：流行季节多为冬春季，儿童多见。当地有本病发生及流行。

(2) 临床表现：突发高热，剧烈头痛，频繁呕吐，皮肤黏膜淤点、淤斑及脑

膜刺激征。严重者有败血症、脑实质损害，而有感染性休克、循环衰竭、神志障碍、惊厥及呼吸衰竭。

(3) 实验室检查资料：实验室检查血白细胞总数及中性粒细胞明显增高；脑脊液检查颅压升高及化脓性改变。细菌学检查阳性即可确诊。

3. 暴发型的治疗原则是：

(1) 休克型：尽早应用有效抗生素。迅速纠正休克。肾上腺皮质激素，短期应用。抗 DIC 治疗应输入新鲜血、血浆及应用维生素 K 以补充被消耗的凝血因子。保护重要脏器功能。

(2) 脑膜脑炎型：治疗的关键是早期发现颅压增高，及时脱水治疗，防止脑疝及呼吸衰竭。

(3) 混合型：结合休克型和脑膜脑炎型的治疗原则。

三、伤寒、副伤寒

一、名词解释

1. 伤寒复发

2. 伤寒再燃

二、选择题

A 型题

1. 最能引起伤寒不断传播或流行的传染源是： (　　)

A. 伤寒极期病人　　B. 潜伏期末的病人

C. 暂时带菌者　　D. 慢性带菌者

E. 伤寒恢复期及缓解期病人

2. 伤寒杆菌从肠道感染后进入血液通过： (　　)

A. 动脉进入

B. 肝门静脉进入

C. 直接从肠壁穿过进入

D. 由淋巴管通过胸导管进入

E. 毛细血管进入

3. 一位伤寒极期患者高热，24 h 体温相差超过 1℃，但最低未达正常，此热型为： (　　)

A. 稽留热　　B. 弛张热

C. 间歇热　　D. 回归热

E. 马鞍热

4. 明确为伤寒的病人，病史中在病程第 2～3 周时最严重的并发症是：（　）

A. 中毒性肝炎　　B. 中毒性心肌炎

C. 肠穿孔　　D. 肠出血

E. 支气管肺炎

5. 女，31 岁，2002 年 8 月 3 日起发热，食欲不振，咽痛轻咳，经一般对症治疗未见效，发病第 6 天热达 39.8℃，症状加重，腹胀气，神志忧伤，血压正常，心率 88 次/分，律齐，肺（－），肝肋下 3 cm，脾肋下 4 cm，血白细胞 3.5×10^9/L，中性 0.56，淋巴 0.39。以发热待查而入院，诊断应为：（　）

A. 流行性乙型脑炎　　B. 革兰阴性杆菌败血症

C. 肝炎　　D. 伤寒

E. 流行性感冒

第 6～8 题

男，41 岁，农民，不规则发热持续 2 周伴腹胀，近 1 周来体温持续 39～40℃，高热时脉率 80 次/分，肝肋下 2 cm，脾（－），血白细胞 2.5×10^9/L，中性 0.7，淋巴 0.3，入院后第 2 天排便突然头昏、心慌、出冷汗，大便中有鲜血，扶入病房，血压 9.3/6.7 kPa(70/50 mmHg)，原有青霉素过敏史。

6. 最可能的诊断是：（　）

A. 中毒性休克　　B. 伤寒肠出血

C. 胃十二指肠溃疡出血　　D. 出血性肠炎

E. 痔疮出血

7. 下列处理中错误的是：（　）

A. 输血补液纠正血容量　　B. 止血药应用

C. 抗菌治疗　　D. 立即手术

E. 禁食，绝对卧床休息

8. 病原治疗中应选用：（　）

A. 氧氟沙星或环丙沙星　　B. 氨苄西林

C. 阿莫西林　　D. 氯霉素

E. 第三代头孢菌素

第 9～10 题

男，41 岁，持续高热 3 周伴腹胀，便秘 4 天，曾用氯霉素治疗无效。入院前自用番泻叶通便，当日 10 时许突然右下腹剧痛，心悸，头晕，脉细速，肝浊音界消失，X 线腹界消失，X 线腹部透视见膈下有游离气体，血白细胞 19.0×

10^9/L，多核球85%，EOS计数为零，血清肥达反应："O" 1∶640(+)，"H"1∶640 (+)。

9. 患者诊断为： ( )

A. 斑疹伤寒　　B. 伤寒肠穿孔

C. 胃穿孔　　D. 阑尾炎穿孔

E. 腹膜炎

10. 此时应选用何种抗生素抗病原治疗： ( )

A. 氧氟沙星　　B. 氯霉素

C. SMZ－Co　　D. 氨苄西林

E. 第三代头孢

第11～13题

男，20岁，持续高热1周，伴腹痛、腹泻。体检：肝肋下2 cm，质软，脾肋下2 cm。

11. 此时最可能的疾病诊断是： ( )

A. 上呼吸道感染　　B. 病毒性肝炎

C. 细菌性痢疾　　D. 副伤寒

E. 葡萄球菌感染

12. 此时最有价值的实验室检查为： ( )

A. 血常规　　B. 大便常规

C. 血培养　　D. 肥达反应

E. 肝功能

13. 经3天有效抗生素治疗后，体温开始下降，腹泻中止，此时最合适的处理为： ( )

A. 继续抗生素治疗全程共2周　　B. 小剂量激素治疗

C. 保持大便通畅　　D. 补液利尿有助毒素排泄

E. 绝对卧床休息

第14～17题

男，39岁，渔民，居住于上海松江县血吸虫疫区，常有饮生水不良习惯，持续高热3周，呈弛张型，40℃，伴腹胀，有黏液性大便，每天2～3次，肝肋下2 cm，脾肋下1 cm，血白细胞3.0×10^9/L，中性0.55，淋巴0.45，EOS计数为零，时有咳嗽。

14. 最可能的诊断为： ( )

A. 日本血吸虫病　　B. 伤寒

C. 疟疾　　D. 败血症

E. 粟粒性肺结核

15. 入院后第 2 天，突发右下腹痛，大汗淋漓，此时应先做的检查是：（　）

A. 腹部 X 线摄片　　B. B 超

C. 血常规检查　　D. 腹部 CT

E. 腹腔穿刺

16. 体检：有下腹肌卫，肝浊音界消失，此时应做的紧急处理是：（　）

A. 绝对卧床休息　　B. 禁食

C. 镇静　　D. 立即手术

E. 抗感染治疗

17. 病变部位最可能的是：（　）

A. 胃或十二指肠　　B. 空肠末端

C. 回肠末端　　D. 横结肠

E. 降结肠

第 18～20 题

男，40 岁，农民，渐起高热已 11 天，为稽留热，40℃，同时伴有纳呆，脉搏 88 次/分，轻度黄疸及肝、脾肿大，AIT 200 U，精神萎靡，无腹胀及腹水症。

18. 此时最合适的治疗是：（　）

A. 补液，退热剂应用　　B. 大剂量青霉素

C. 应用第三代喹诺酮药物　　D. 应用第二代头孢菌素

E. 选用红霉素

19. 病程第 2 周，患者体温渐降，但便秘已 5 天，此时处理应为：（　）

A. 应用强导泻药通便　　B. 生理盐水低位灌肠

C. 米醋高位灌肠　　D. 用新斯的明

E. 食用粗纤维食品

20. 确诊患者所患疾病最适宜的检查是：（　）

A. 严格测体温

B. 做血嗜酸性粒细胞绝对计数

C. 血培养

D. 血沉

E. 大便培养

B 型题

第 21～23 题

A. 骨髓培养　　B. 血培养

C. 尿培养　　D. 大便培养

E. 肥达反应

21. 伤寒第 1～2 周时阳性率最高的是：（　）

22. 伤寒第3～4周时阳性率最高的是： ( )
23. 整个伤寒病程中阳性率均不高的是： ( )

第24～26题

A. 血培养　　B. 骨髓培养
C. 大便培养　　D. 尿培养
E. 胆汁培养

24. 已用氯霉素治疗而未能确诊的疑似伤寒病人应采用的培养是： ( )
25. 解除伤寒病人隔离，应采用的培养是： ( )
26. 伤寒慢性带菌者必要时应采取的培养是： ( )

第27～28题

伤寒并发症有

A. 肠穿孔　　B. 肠出血
C. 支气管肺炎　　D. 中毒性肝炎
E. 中毒性心肌炎

27. 伤寒第3周体温从40℃突起下降，伴冷汗，脉快，可能是并发： ( )
28. 老年伤寒患者常易并发： ( )

C型题

第29～31题

A. 伤寒原发性菌血症　　B. 伤寒第二次菌血症
C. 两者均是　　D. 两者均不是

29. 释放内毒素产生伤寒症状： ( )
30. 血培养阳性率最高的是： ( )
31. 不产生临床症状，临床上称为潜伏期： ( )

第32～33题

A. 伤寒复发　　B. 伤寒复燃
C. 两者均是　　D. 两者均不是

32. 血培养可分离到伤寒杆菌： ( )
33. 血清肥达反应可立即再升高： ( )

PMP型题

34. 急诊病员，高热39℃持续10天，伴肠胀气，神志恍惚，谵妄，肺部无啰音，心率80次/分，巩膜微黄

(1) 急诊应做下列哪些处理：

① 做血常规 ( )
② 做尿常规、尿三胆 ( )
③ 肝功能检查 ( )

④ 凝血酶原时间测定 (　　)
⑤ 胸片 (　　)
⑥ 开通静脉输液通路 (　　)
⑦ 血培养一般菌 (　　)
⑧ 血培养真菌 (　　)
⑨ 注射退热剂 (　　)
⑩ 头置冰袋 (　　)
⑪ 头颅 CT (　　)
⑫ 做脑脊液检查 (　　)

(2) 患者经退热剂治疗后热下降至 37.5℃时，神志略有改善，血白细胞 3.0×10^9/L(3 000/mm^3)，多核 0.75，淋巴 0.25，凝血酶原时间正常，高热时心率 80～86 次/分。应做的处理是：
① 做血 EOS 绝对计数 (　　)
② 血肥达反应 (　　)
③ 抗生素选用氨苄西林 (　　)
④ 用泻剂通便 (　　)
⑤ 用支链氨基酸制剂治疗 (　　)
⑥ 做骨髓穿刺及培养 (　　)
⑦ 选用地塞米松退热 (　　)
⑧ 输血或输白细胞 (　　)
⑨ 加用兴奋骨髓增生药物 (　　)

(3) 血 EOS 计数为零，体检发现肝脾肿大，体温仍 39℃，应做的处理是：
① 重新讯问病史及发病经过 (　　)
② B 超查肝、胆、胰、脾 (　　)
③ 尿培养一般菌 (　　)
④ 吸氧 (　　)
⑤ 抗菌药物改成喹诺酮类 (　　)
⑥ 肠胀气用新斯的明 (　　)
⑦ 饮食中增加粗纤维类蔬菜以排大便 (　　)
⑧ 饮食进行严格管理，禁止食用粗硬及有渣的食物 (　　)
⑨ 静脉输 1 500～2 000 ml 液体 (　　)
⑩ 加强支持疗法 (　　)

三、填空题

1. 伤寒________、________为主要的严重并发症。

2. 伤寒临床特征为__________、__________、全身中毒症状与消化道症状、玫瑰疹、肝脾肿大与__________。

四、是非题

1. 伤寒患者饮食不当，有可能诱发肠出血、肠穿孔。 ( )
2. 伤寒患者高热时不宜用物理降温方法，宜用大量退热药。 ( )

五、问答题

1. 请试述伤寒典型的临床表现的四期经过。
2. 请试述伤寒的诊断要点。

参考答案

一、名词解释

1. 伤寒复发：少数患者退热后1～3周，临床症状再现，血培养再度阳性，称为复发。

2. 伤寒再燃：部分患者在病后2～3周体温开始下降但尚未恢复正常时，体温又再复升，血培养可为阳性，称为再燃。

二、选择题

1. D　2. D　3. B　4. C　5. D　6. B　7. D　8. A
9. B　10. A　11. D　12. C　13. A　14. B　15. A　16. D
17. C　18. C　19. B　20. C　21. A　22. E　23. C　24. B
25. C　26. E　27. B　28. C　29. B　30. B　31. A　32. C
33. D
34. (1) ①＋　②＋　③＋　④＋　⑤－　⑥＋　⑦＋　⑧－　⑨＋　⑩＋　⑪－　⑫－
(2) ①＋　②＋　③＋　④－　⑤－　⑥＋　⑦＋　⑧－　⑨－
(3) ①＋　②0　③－　④0　⑤＋　⑥－　⑦－　⑧－　⑨＋　⑩＋

三、填空题

1. 肠出血　肠穿孔
2. 持续发热　相对缓脉　白细胞减少

四、是非题

1. √　　**2.** ×

五、简答题

1. 伤寒的典型四期：① 初期(侵袭期)：病程第 1 周。发热是最早出现的症状，体温呈阶梯形上升，可在 5～7 日内高达 39～40℃，发热前可有畏寒，少有寒战，出汗不多。② 极期：病程第 2～3 周。常有伤寒的典型表现，肠出血、肠穿孔等并发症较多在本期出现。发热以高热、稽留热为主要热型，持续 10～14 天。神经系统症状：精神恍惚、表情淡漠、呆滞、反应迟钝、听力减退，重者可出现谵妄、昏迷、病理反射等中毒性脑病表现。循环系统症状：常有相对缓脉或有重脉，如并发心肌炎，则相对缓脉不显。肝、脾肿大，并发中毒性肝炎时，肝功能异常，部分病者可有黄疸。病程 7～13 天部分病者皮肤出现淡红色小斑丘疹(玫瑰疹)。③ 缓解期：病程第 3～4 周。体温出现波动，并开始逐步下降。④ 恢复期：病程第 5 周。体温恢复正常，食欲好转。

2. 伤寒的诊断要点：(1) 流行病学资料：注意流行地区、季节、当地是否有伤寒正在流行、既往病史、预防接种史以及曾与患者接触史。

(2) 临床表现：持续发热 1 周以上，表情淡漠、呆滞、腹胀、便秘或腹泻，相对缓脉，玫瑰疹，脾肿大等。并发肠出血或肠穿孔则有助诊断。

(3) 实验室检查：血白细胞计数减少，淋巴细胞相对增多，嗜酸性粒细胞减少或消失。肥达反应阳性。确诊的依据是检出伤寒沙门菌。

四、细菌性食物中毒

一、名词解释

1. 肠毒素

2. 侵袭性损害

一、选择题

A 型题

1. 葡萄球菌食物中毒最突出的症状为：（　　）

A. 发热　　B. 剧烈呕吐

C. 剧烈腹痛　　D. 腹泻

E. 里急后重

2. 在细菌性食物中毒的病原中，能产生耐热性肠毒素的是： ( )
A. 沙门菌属 B. 副溶血弧菌
C. 大肠杆菌 D. 金黄色葡萄球菌
E. 蜡样芽胞杆菌

3. 神经型食物中毒的临床特点是： ( )
A. 发热 B. 早期意识障碍
C. 腹痛 D. 腹泻
E. 神经系统症状如眼肌和咽肌瘫痪

4. 胃肠型细菌性食物中毒最常见的症状是： ( )
A. 腹痛，呕吐，腹泻
B. 发热，腹痛，呕吐，腹泻
C. 腹痛，呕吐，腹泻，脓血便
D. 发热，腹痛，呕吐，腹泻，里急后重

5. 一家 3 人晚上相继出现畏寒、发热，阵发性脐周隐痛，腹泻，大便 5～10 次/日，2 人为水样便，1 人为脓血便，无明显里急后重。大便镜检：白细胞＋/HP，红细胞＋/HP，脓细胞 0～8 个/HP。当天中餐吃的是海蟹。最可能的诊断是： ( )
A. 沙门菌属食物中毒 B. 副溶血弧菌食物中毒
C. 大肠杆菌食物中毒 D. 葡萄球菌食物中毒
E. 细菌性痢疾

6. 关于细菌性食物中毒的流行特点，下列选项错误的是： ( )
A. 突然发病，发病时间集中
B. 常集体发病
C. 均有进食同一被污染食物的历史
D. 病情轻重与进食量多少无关
E. 多发生于夏秋季

7. 细菌性食物中毒的处理最重要的是： ( )
A. 床旁隔离 B. 卧床休息
C. 流质或半流质饮食 D. 对症治疗
E. 病原治疗

8. 关于细菌性食物中毒的发病机制和病理，下列选项错误的是： ( )
A. 细菌在食物中大量繁殖并产生大量毒素是发生食物中毒的先决条件
B. 病情轻重与进食被污染的食物量有密切关系
C. 由于频繁呕吐，细菌和毒素被迅速排出体外，因而较少形成败血症
D. 根据致病菌的不同可分为感染性食物中毒和毒素性食物中毒

E. 胃肠道常有严重的病变，如充血、糜烂、溃疡

B 型题

第 9～11 题

A. 沙门菌属
B. 副溶血弧菌
C. 大肠埃希菌
D. 金黄色葡萄球菌
E. 志贺菌

9. 进食被污染的海产品、腌制食品引起食物中毒，最可能的病原体是：（ ）

10. 进食被污染的肉类、蛋制品、乳类引起食物中毒最可能的病原体是：（ ）

11. 进食被污染的淀粉类、鱼、肉、乳类及蛋制品等引起食物中毒，最可能的病原体是：（ ）

第 12～16 题

A. 产肠毒素大肠埃希菌
B. 侵袭型大肠埃希菌
C. 肠出血大肠埃希菌
D. 致病性大肠埃希菌
E. 肠出血大肠埃希菌

12. 引起婴儿腹泻的病原菌：（ ）

13. 引起旅游者及婴幼儿腹泻的病原菌：（ ）

14. 引起出血性肠炎的病原菌：（ ）

15. 引起类似菌痢临床表现的病原菌：（ ）

16. 引起血性腹泻或伴溶血性尿素综合征的病原菌：（ ）

X 型题

17. 感染性食物中毒的特点是：（ ）

A. 细菌在肠道中繁殖
B. 有传染性
C. 无传染性
D. 可有全身感染表现
E. 有流行性

18. 细菌性食物中毒的流行病学特点是：（ ）

A. 发病突然
B. 时间集中
C. 潜伏期长
D. 集体发病
E. 发病者进食同一食物

三、简答题

1. 如何诊断细菌性食物中毒？

2. 细菌性食物中毒的治疗原则有哪些？

参考答案

一、名词解释

1. 肠毒素：大多数细菌能产生肠毒素或类似的毒素，肠毒素刺激肠壁上皮细胞，并激活细胞有关酶系统，促进液体及氢离子的分泌，抑制肠壁上皮细胞对钠和水分的吸收，导致腹泻。

2. 侵袭性损害：沙门菌、副溶血弧菌、变形杆菌等，能侵袭肠黏膜上皮细胞，引起黏膜充血、水肿，上皮细胞变性、坏死、脱落并形成溃疡。

二、选择题

1. B　**2.** D　**3.** E　**4.** A　**5.** B　**6.** D　**7.** D　**8.** E
9. B　**10.** A　**11.** D　**12.** D　**13.** A　**14.** C　**15.** B　**16.** E
17. ABDE　**18.** ABDE

三、简答题

1. 细菌性食物中毒的诊断：

(1) 流行病学资料：明显夏秋季节高峰，有不洁饮食史。

(2) 临床表现：有急性胃肠炎的临床特征。

(3) 实验室检查：细菌学及血清学检查，对可疑食物、患者呕吐物及粪便进行细菌学培养、分离鉴定菌型。留取早期及病后 2 周的双份血清与培养分离所及可疑细菌做血清凝集试验。

2. 细菌性食物中毒的治疗原则是：

(1) 一般治疗：卧床休息，流质或非流质饮食，补充糖水、盐水，床边隔离。

(2) 对症治疗。

(3) 抗菌治疗：一般无需使用抗生素，对症疗法即可治愈。症状较重、发热明显、白细胞增多者应及时选用抗菌药物。

五、细菌性痢疾

一、选择题

A 型题

1. 急性菌痢的肠道病变及脓血便主要是因为：（　）

A. 痢疾杆菌侵入肠黏膜固有层，引起固有层小血管痉挛，上皮细胞坏死，

形成溃疡
B. 内毒素引起肠壁坏死
C. 外毒素引起肠黏膜坏死
D. 迟发型变态反应
E. 痢疾杆菌产生的溶组织酶

2. 痢疾的病变部位主要位于：（　）
A. 乙状结肠与直肠　　B. 结肠
C. 回盲部　　D. 回肠
E. 结肠和空回肠

3. 菌痢急性期的基本病变是：（　）
A. 全身小血管内皮细胞肿胀，血浆渗出
B. 肠黏膜弥漫性纤维蛋白渗出性炎症
C. 肠黏膜水肿、增厚、溃疡形成
D. 肠壁形成口小底大的烧瓶样溃疡
E. 嗜酸性肉芽肿的形成

4. 女，30 岁，农民，反复腹泻半年，3 天前又发作，大便黄色稀便，带脓血，每天 6～8 次，伴左下腹隐痛。大便常规：RBC ＋/HP，WBC 3＋/HP，PC ＋/HP。最可能的诊断是：（　）
A. 急性菌痢　　B. 阿米巴痢疾
C. 结肠癌　　D. 慢性菌痢，急性发作型
E. 慢性菌痢，慢性迁延型

5. 慢性菌痢是指菌痢过程超过：（　）
A. 1 个月　　B. 2 个月
C. 3 个月　　D. 4 个月
E. 6 个月

6. 确诊菌痢最可靠的依据是：（　）
A. 典型脓血便　　B. 明显里急后重
C. 大便培养阳性　　D. 免疫检查阳性
E. 大便镜检发现大量脓细胞和吞噬细胞

7. 下列各项中，对于中毒性痢疾脑型和乙脑的鉴别最有意义的是：（　）
A. 起病急骤　　B. 大便检查有无炎性成分
C. 高热、昏迷、抽搐　　D. 早期休克
E. 呼吸衰竭

8. 5 岁儿童，畏寒、发热 8 h，嗜睡 3 h，于 8 月 15 日入院。查：体温 40.5℃，脉搏 120 次/分，血压 75 mmHg，发育、营养良好，浅昏迷，瞳孔等大，对光

反应良好，面色苍白，四肢冷，未见淤点和淤斑，心、肺(一)，腹软，克、布氏征(一)，胸片(一)。为及时诊断，应立即进行哪些检查：（　　）

A. 血常规　　B. 肛拭子或盐水灌肠镜检
C. 脑脊液检查　　D. 大便培养
E. 血培养

B 型题

第 9～13 题

A. 宋内志贺菌　　B. 福氏志贺菌
C. 鲍氏志贺菌　　D. 痢疾志贺菌
E. 空肠弯曲菌

9. 我国主要流行菌群：（　　）

10. 欧美国家优势菌型：（　　）

11. 可产生外毒素的菌群：（　　）

12. 易转化为慢性细菌性痢疾的菌群：（　　）

13. 在我国目前有不断上升趋势的菌群：（　　）

C 型题

第 14～17 题

A. 细菌性痢疾　　B. 阿米巴痢疾
C. 两者均有　　D. 两者均无

14. 有腹痛、腹泻、黏液便及腹部压痛是：（　　）

15. 乙状结肠镜检可见肠黏膜有散在性深切的溃疡是：（　　）

16. 乙状结肠镜检见结肠黏膜弥漫性充血、水肿、浅溃疡是：（　　）

17. 大便有黏液及血液，镜检可见红细胞、白细胞是：（　　）

X 型题

18. 中毒性痢疾的临床特征是：（　　）

A. 急性高热，反复惊厥，昏迷
B. 腹痛、腹泻明显
C. 迅速发生休克、呼吸衰竭
D. 大便常规检查发现大量炎性细胞
E. 脑脊液化验正常

19. 引起痢疾样病变的病原体有：（　　）

A. 志贺菌　　B. 空肠弯曲菌
C. 侵袭性大肠杆菌　　D. 伤寒杆菌
E. 葡萄球菌

20. 引起细菌性痢疾易复发和重复感染的原因是：（　　）

A. 病后有长期的免疫力
B. 病后免疫力短暂不稳定
C. 不同的菌群及血清型之间无交叉免疫
D. 不同的菌群及血清型之间有交叉耐药性
E. 病后不产生免疫力

21. 引起细菌性痢疾传播途径的是： ( )
A. 呼吸道传播
B. 昆虫媒介
C. 食入污染的食物
D. 苍蝇污染食物
E. 饮用污染的水

22. 慢性隐匿型细菌性痢疾的临床特点是： ( )
A. 1 年内有急性菌痢史
B. 无明显腹痛、腹泻
C. 大便常规有大量炎性细胞
D. 大便培养有痢疾杆菌
E. 肠黏膜有痢疾溃疡

23. 慢性痢疾的发生可能的因素有： ( )
A. 治疗不及时
B. 抗菌治疗不彻底
C. 耐药菌株感染
D. 营养不良，免疫功能低下
E. 合并肠道寄生虫病

参考答案

一、选择题

1. A **2.** A **3.** B **4.** D **5.** B **6.** C **7.** B **8.** B
9. B **10.** A **11.** D **12.** B **13.** A **14.** C **15.** B **16.** A
17. C **18.** ACDE **19.** ABC **20.** BCD **21.** CDE
22. ABDE **23.** ABCDE

六、霍　乱

一、选择题

A 型题

1. 引起霍乱的主要原因是：（　　）

A. 霍乱肠毒素　　B. 神经氨酶

C. 血凝素　　D. 霍乱内毒素

E. 菌体裂解

2. 治疗霍乱的关键环节是：（　　）

A. 抗菌药物　　B. 抑制肠黏膜分泌药

C. 并发症治疗　　D. 补充液体和电解质

E. 休息

3. 最适宜霍乱弧菌生长的培养基是：（　　）

A. 碱性蛋白胨水　　B. 酸性蛋白胨水

C. 0.3%NaCl 琼脂培基　　D. 8% NaCl 琼脂培基

E. 中性蛋白胨水

4. 引起霍乱患者的剧烈腹泻的原因是：（　　）

A. 神经氨酶　　B. 血凝素

C. 霍乱内毒素　　D. 霍乱肠毒素

E. 菌体裂解

5. 下列霍乱临床表现中正确的是：（　　）

A. 吐泻期最主要的表现为无痛性剧烈腹泻，不伴里急后重

B. 典型大便为米泔水样

C. 严重脱水患者出现烦躁不安，皮肤干皱无弹性，舟状腹

D. 成人一般无发热

E. 恢复期所有患者出现反应性发热

6. 夏季一患者急起剧烈腹泻，呕吐，无腹痛，大便呈米泔水样，Bp 70/50 mmHg。大便检查：悬滴时见有穿梭运动，大便直接涂片染色见鱼群状排列弧菌。其最可能的诊断为：（　　）

A. 菌痢　　B. 霍乱

C. 伤寒　　D. 肠阿米巴病

E. 慢性寄生虫病

7. ××，男，7 岁，因急性腹泻 2 h，于 2000 年 7 月 10 日入院。2 h 前开始急

性腹泻，共十余次，先为黄色水样，随即转为米泔水样，无腹痛及里急后重。查体：血压 70/60 mmHg，脉搏 120 次/分，大便常规：镜检(一)，悬滴见有穿梭运动的弧菌，粪便直接涂片染色见鱼群状排列的细菌。其最可能的诊断是： （ ）

A. 中毒性菌痢
B. 急性细菌性痢疾
C. 霍乱
D. 肠阿米巴病
E. 急性胃肠炎

8. 霍乱的临床特征是： （ ）

A. 先吐后泻，里急后重，腹肌痉挛，严重脱水
B. 先吐后泻，严重脱水，腹痛，腓肠肌疼痛
C. 先泻后吐，腹痛，米泔水样排泄物，严重脱水
D. 先泻后吐，米泔性排泄物，脱水及腓肠肌痉挛
E. 先泻后吐，血水便，脱水，腓肠肌痉挛

9. 男性农民，夏季发病，发病前一天食海蟹，同食三人，仅一人发病，表现为腹泻，呕吐，大便水样，难以计数，无腹痛反应热。查体，神志淡漠，眼眶内陷，声音嘶哑，脉细速，血压测不到，无尿。诊断首先考虑： （ ）

A. 中毒性菌痢
B. 沙门菌食物中毒
C. 副溶血弧菌食物中毒
D. 霍乱
E. 病毒性胃肠炎

B 型题

第 10～14 题

A. 侵袭性腹泻
B. 分泌性腹泻
C. 果酱样大便
D. 嗜酸性粒细胞减少
E. 嗜酸性粒细胞增加

10. 霍乱： （ ）

11. 菌痢： （ ）

12. 阿米巴痢疾： （ ）

13. 伤寒： （ ）

14. 急性血吸虫病： （ ）

C 型题

第 15～16 题

A. 急起腹泻
B. 伴发热、腹痛、里急后重
C. 两者均有
D. 两者均无

15. 霍乱： （ ）

16. 菌痢： （　　）

X 型题

17. 霍乱患者静脉补液原则是： （　　）

A. 早期、快速、足量　　B. 先盐后糖、先快后慢
C. 适时补碱　　D. 及时补钾
E. 均采用口服补液

二、是非题

1. 霍乱、副霍乱易引起暴发流行的最为重要的一种传播形式是水源污染。 （　　）

2. 引起重症霍乱、副霍乱剧烈腹泻的病理生理是肠黏膜广泛的炎性渗出。 （　　）

3. 培养霍乱弧菌最理想的培养基是碱性蛋白胨培养基。 （　　）

4. 霍乱腹泻的特点是多为无痛性，米泔水样大便。 （　　）

5. 及时应用抗菌药物是治疗霍乱的关键。 （　　）

三、简答题

1. 简述霍乱与菌痢的鉴别要点。

2. 简述霍乱的诊断要点。

3. 简述霍乱的治疗原则。

四、病例分析题

1. 黄××，男，17 岁，因急性腹泻 2 h 于 2000 年 7 月 10 日入院。2 h 前开始急性腹泻，共十余次，先为黄色水样，随即转为米泔水样，无发热、腹痛及里急后重。查体：血压 70/60 mmHg，脉搏 120 次/分，呼吸 24 次/分。营养可，发育正常，精神差，神志清楚，皮肤弹性可，无黄染，无出血点，眼眶下陷，颈软，心、肺无异常发现，腹平软，无压痛，肝、脾未扪及。膝反射存在，未引出病理反射。

问题：

(1) 最可能的诊断是什么？

(2) 应做哪些进一步检查？

(3) 确诊依据是什么？

2. 男，23 岁，从沿海城市出差回长沙后，次日突起腹泻，水样大便，不含血黏液，白天共二十余次。尿一次约 400 ml，不伴发热、呕吐，里急后重，来就诊前出现腹痛。既往体健，无腹泻史，无肝炎、结核史，未去过血吸虫疫区。

查体：体温 37℃，脉搏 100 次/分，呼吸 20 次/分，血压 85/65 mmHg，神清，精神差，皮肤弹性差，眼窝凹陷，心率 100 次/分，律齐，心音尚可，肺清晰，腹平软，无压痛，未见肠型、蠕动波及肿块，肝、脾未及，肠鸣音活跃。膝反射迟钝，脑膜刺激征及病理征（—）。大便常规：水样便，镜检：红细胞 0～1，白细胞 0～2/HP。

血常规：血红蛋白 160 g/L，白细胞 10×10^9/L，中性粒细胞 0.80，淋巴细胞 0.20。

问题：

（1）该病例最可能的诊断是什么？

（2）为协助临床诊断，宜先做何种检查？为确诊该做哪些检查？

（3）在肠道门诊接诊时应如何进行隔离和治疗？

参考答案

一、选择题

1. D　**2.** A　**3.** D　**4.** E　**5.** D　**6.** C　**7.** B　**8.** A
9. B　**10.** D　**11.** E　**12.** A　**13.** B　**14.** C　**15.** C　**16.** A
17. ACDE

二、是非题

1. √　**2.** ×　**3.** ×　**4.** √　**5.** ×

三、简答题

1. 霍乱弧菌经口感染，通过胃而进入小肠，黏附于肠黏膜表面，迅速大量繁殖，并产生霍乱肠毒素。由于霍乱肠毒素对小肠黏膜和肠腺上皮细胞的作用，引起肠液的过度分泌，超过肠管再吸收的能力，同时由于胃肠排空蠕动增加，结果出现水样腹泻而丧失大量水和电解质，从而使病人产生不同程度的脱水、电解质紊乱和低钾综合征。

2. （1）流行病学资料：流行地区，与病人或带菌者有密切接触史，或有不洁饮食史，或当地有水源污染。

（2）临床表现：病人多数先泻后吐，每日大便数次至十数次或更多。大便为水样便，典型为米泔水样。

（3）实验室检查：粪便制动试验阳性；粪便涂片镜检可见革兰阴性弧菌；粪便培养阳性。

3. 霍乱的治疗原则：

（1）补液：补充液体和电解质是治疗本病的关键环节。补液原则为早期、迅速、足量、先盐后糖、先快后慢、纠酸补钙、见尿补钾。轻、中型病人可给予口服补液。

（2）输液的同时给予抗菌药物，如多西环素等。

（3）抗肠毒素治疗：可应用氯丙嗪或小檗碱。

（4）对症治疗：① 纠正酸中毒。② 纠正低血钾。③ 纠正休克和心力衰竭。④ 心衰、肺水肿的抢救。⑤ 急性肾衰竭时可采用透析疗法。

四、病例分析题

1.（1）最可能的诊断：霍乱。

（2）进一步检查大便常规、直接涂片镜检、悬滴镜检、大便培养（霍乱弧菌培养）。

（3）确诊依据为大便培养出霍乱弧菌。

2.（1）最可能的诊断是霍乱，合并失水、酸中毒、电解质紊乱。

（2）可先做大便悬滴检查，确诊应做大便培养（霍乱弧菌培养）及药敏。

（3）应按霍乱疑似病例处理：填写霍乱疑似病例疫情报告，待细菌培养结果后更正报告；消化道隔离；一级护理；送大便培养；抽血查血电解质和二氧化碳结合力；按重度失水静脉补液原则，先快后慢，先盐后糖；多西环素 0.2 g/次，2 次/日。

七、白　喉

一、选择题

A 型题

1. 白喉的发病机制与病理改变，下列选项中正确的是：（　　）

A. 白喉的病理改变局限于上呼吸道

B. 白喉杆菌凭其侵袭力，使局部和周围组织坏死，形成急性假膜性炎症

C. 渗出液富含易凝固的纤维蛋白，将炎症细胞、坏死黏膜组织和白喉杆菌凝固在一起，形成假膜

D. 假膜质地致密，与黏膜下组织紧密粘连，不易拭去

E. 假膜多见于鼻咽部，不会引起呼吸道阻塞

2. 有关白喉的临床表现下述选项中错误的是：（　　）

A. 根据假膜的部位不同，临床上将白喉分为咽白喉、喉白喉、鼻白喉、其

他部位的白喉 4 种类型
B. 咽白喉最常见,占发病患者数的 80%
C. 白喉根据局部和全身症状的不同可分为轻型、普通型、重型、极重型
D. 喉白喉少,为咽白喉向下蔓延所致
E. 继发性鼻白喉外毒素吸收多,全身症状较重

3. 有助于白喉早期诊断的细胞学检查方法是: ( )
A. 于假膜与黏膜交界处取材,涂片染色后查白喉杆菌
B. 病变部位取材行细菌培养和毒力试验
C. 用 2%亚碲酸钾液涂于假膜上染色
D. 抽血用 EIA 查白喉外毒素抗体
E. 用荧光素标记白喉抗毒素染色,荧光显微镜下检出白喉杆菌

4. 白喉的最常见并发症是: ( )
A. 中毒性心肌炎
B. 中毒性肝病
C. 中毒性脑病
D. 中毒性肾病
E. 并发其他化脓性感染

5. 白喉的特异治疗手段是: ( )
A. 白喉抗毒素
B. 白喉类毒素
C. 肾上腺糖皮质激素
D. 抗生素
E. 气管切开

6. 抗生素能抑制白喉杆菌生长,缩短病程和带菌时间,治疗白喉时应首选的抗生素是: ( )
A. 红霉素
B. 庆大霉素
C. 青霉素
D. 四环素
E. 头孢菌素

B 型题

第 7～10 题
A. 咽白喉,轻型
B. 咽白喉,普通型
C. 咽白喉,重型
D. 喉白喉
E. 鼻白喉

7. 发热伴犬吠样咳嗽,声音嘶哑,吸气性呼吸困难: ( )

8. 全身症状轻微,轻度咽痛,扁桃体上有小片状灰白色假膜: ( )

9. 全身症状严重,高热,面色苍白,咽部和扁桃体上可见大片灰黑色假膜: ( )

10. 全身症状轻微,鼻塞,张口呼吸,鼻前庭处可见假膜: ( )

第 11～13 题

A. 青霉素　　B. 四环素
C. 复方磺胺甲噁唑　　D. 庆大霉素
E. 氯霉素

11. 霍乱接触者可用：（　　）
12. 流行性脑脊髓膜炎密切接触者可用：（　　）
13. 白喉、带菌者可用：（　　）

C 型题

第 14～19 题

A. 抗生素治疗　　B. 抗毒素治疗
C. 两者均有　　D. 两者均无

14. 白喉：（　　）
15. 百日咳：（　　）
16. 伤寒：（　　）
17. 流行性脑脊髓膜炎：（　　）
18. 流行性乙型脑炎：（　　）
19. 病毒性肝炎：（　　）

X 型题

20. 白喉的传播途径有：（　　）
A. 以飞沫传播为主
B. 亦可经玩具、衣物间接传播
C. 可通过污染的牛奶和食物引起暴发流行
D. 偶可经破损皮肤、黏膜而感染
E. 也可通过输血传染

21. 白喉外毒素自局部吸收后可引起多脏器病理变化，这些病变的脏器包括：（　　）
A. 心肌　　B. 末梢神经
C. 肝脏　　D. 肾脏
E. 肾上腺

22. 下述白喉的临床特征正确的有：（　　）
A. 症状主要表现为全身中毒症状和感染局部的假膜形式
B. 根据假膜发生的部位，可将白喉分为咽白喉、鼻白喉、喉白喉和其他部位白喉等 4 种临床类型
C. 根据假膜的范围大小和中毒症状的轻重将白喉分为轻型、普通型、重型和极重型

D. 4 种临床类型按发病率的高低依次为喉白喉、咽白喉、鼻白喉和其他部位白喉

E. 毒血症轻重与白喉外毒素吸收量有关，而外毒素吸收量与假膜部位和广泛程度有关

23. 白喉抗毒素是治疗白喉的特异治疗手段，使用白喉抗毒素所要遵循的原则，下述选项中正确的是：（　　）

A. 其用量受年龄、体重限制

B. 白喉抗毒素应早期应用

C. 其用量根据假膜范围大小、中毒症状轻重及治疗早晚而定

D. 病后 3～4 天为治疗早晚分界

E. 轻中型患者 3～5 天 $\times 10^4$ U，重型者用 6～10 天 $\times 10^4$ U

二、填空题

1. 白喉的临床特征为__________并有____________________，严重者可并发____________和____________。

2. 白喉杆菌侵袭力__________，但能产生强烈外毒素，是________。

3. 白喉杆菌侵入____________________，分泌_________________，使局部和周围组织坏死，形成__________。

4. 假膜______________，与黏膜下组织_______________，____________，________________。

5. 咽白喉_______，依病变部位，可分为_______，_______，________，________。

6. 喉白喉多为______________，主要表现为____________，如未及时进行__________，常因_______和_______而死。

7. 白喉抗毒素为______________，用前应______________。过敏者需____________________________。

8. 白喉中毒症状严重患者酌用_________；并发心肌炎患者静注_______，_______，_______等。

三、简答题

1. 白喉的假膜有何特征？

2. 白喉杆菌的细菌学及免疫学检查有哪些？

3. 如何对白喉患者进行病原学治疗？

4. 白喉的预防措施有哪些？

参考答案

一、选择题

1. D　2. D　3. E　4. A　5. A　6. C　7. D　8. A
9. C　10. E　11. B　12. C　13. A　14. C　15. C　16. A
17. A　18. D　19. D　20. ABCD　21. ABCDE　22. ABCE
23. BCDE

二、填空题

1. 咽、喉、鼻等处假膜形成　全身中毒症状　心肌炎　神经麻痹
2. 较弱　致病主要因素
3. 上呼吸道黏膜表层组织内繁殖　特殊的外毒素　急性假膜性炎症
4. 质地致密　紧密粘连　难以拭去　勉强剥离可致出血
5. 最常见　普通型　轻型　重型　极重型
6. 咽白喉向下蔓延所致　进行性梗阻症状　气管切开　窒息缺氧衰竭
7. 马血清制剂　了解过敏史　做皮肤过敏试验，采用脱敏疗法注射
8. 肾上腺皮质激素　高渗糖　能量合剂　维生素C

三、简答题

1. 白喉假膜的特点是：呈灰白色，质地致密，与黏膜下组织紧密粘连，难拭去，勉强剥离可致出血。

2. 白喉杆菌的细菌学，免疫学检查有：① 用2%亚碲酸钾溶液给予假膜上染色；② 涂片染色后镜检查白喉杆菌；③ 通过细菌培养鉴定白喉杆菌；④ 白喉杆菌毒素及毒力试验。

3. 对白喉的病原学治疗：包括白喉抗毒素和抗生素（青霉素首选）联合治疗。

4. 白喉的预防措施：隔离病人至病愈后两次咽拭子培养阴性。最重要的措施是按计划免疫程序于3月龄注射百白破混合制剂，每月1次，共3次。

八、百日咳

一、选择题

A 型题

1. 关于百日咳的临床表现,错误的是：（　　）

A. 临床过程分为卡他期、痉咳期、恢复期三期

B. 以阵发性痉挛性咳嗽,咳嗽终止时伴有鸡鸣样吸气吼声为特征

C. 病程较长,咳嗽症状可持续 2 个月

D. 血常规白细胞计数、中性粒细胞升高

E. 成人及年长儿童可见典型的痉挛性咳嗽发生

2. 百日咳抗菌治疗,首选：（　　）

A. 青霉素　　B. 氯霉素

C. 红霉素　　D. 复方磺胺甲噁唑

E. 氨苄西林

B 型题

第 3～4 题

A. 支气管肺炎　　B. 肺不张

C. 肺气肿　　D. 皮下气肿

E. 百日咳脑病

3. 百日咳最常见的并发症：（　　）

4. 百日咳最严重的并发症：（　　）

X 型题

5. 百日咳的临床特点是：

A. 阵发性痉挛咳嗽,咳后吸气有鸡鸣样吼声（　　）

B. 乳儿常无典型的痉咳,亦无特殊的吼声

C. 新生儿常表现为阵发性青紫、呼吸暂停、窒息

D. 血象中白细胞总数增多,分类以淋巴细胞为主

E. 卡他期传染性最强

二、填空题

1. 百日咳临床过程可分为__________、______________和____________三期。

2. 对没有免疫力又有百日咳接触史的婴幼儿可给予__________进行被动免

疫，同时可用________。

三、简答题

简述百日咳的治疗。

参 考 答 案

一、选择题

1. D　　**2.** C　　**3.** A　　**4.** E　　**5.** ABCDE

二、填空题

1. 卡他期　痉咳期　恢复期

2. 高效价特异性免疫球蛋白　抗生素或中药

三、简答题

治疗包括：① 按呼吸道传染病隔离，保持室内安静，空气新鲜和适当温度、湿度。痉咳剧烈者予镇静。② 首选红霉素抗菌治疗。③ 重症幼婴可应用肾上腺皮质激素减轻症状，亦可应用高效价免疫球蛋白减少痉咳次数和缩短痉咳期。④ 治疗并发症。

第三节　其他感染

一、钩端螺旋体病

一、名词解释

1. 显微镜下凝集试验
2. 钩体病后发症

二、选择题

A 型题

1. 钩端螺旋体病最严重的临床类型是：（　）
   A. 流感伤寒型　B. 黄疸出血型
   C. 肺出血型　D. 脑膜脑炎型
   E. 肾衰竭型
2. 黄疸出血型钩体病最常见的死亡原因是：（　）
   A. 肝功能衰竭　B. 消化道出血
   C. 肺大出血　D. 急性肾功能不全
   E. 肝性脑病
3. 钩体病感染中毒型的临床表现，下列选项错误的是：（　）
   A. 发热、全身疼痛、乏力　B. 浅表淋巴结肿大
   C. 虹膜睫状体炎　D. 结膜炎
   E. 腓肠肌压痛明显
4. 钩端螺旋体病的基本病理损害特点是：（　）
   A. 全身微血管损伤　B. 全身小血管损伤
   C. 间质性肾炎　D. 中毒性心肌炎
   E. 肺出血
5. 治疗钩端螺旋体病首选抗生素为：（　）
   A. 头孢噻肟钠　B. 庆大霉素
   C. 诺氟沙星　D. 青霉素
   E. 氯霉素
6. 钩端螺旋体致病的主要物质是：（　）
   A. 菌体　B. 钩体一端的钩

C. 轴丝　　D. 毒素
E. 胞壁

7. 钩端螺旋体病的潜伏期为：（　）
A. 2～3 天　　B. 4～6 天
C. 2～20 天　　D. 15～20 天
E. 21～25 天

8. 钩端螺旋体的培养时间最少为：（　）
A. 1 周　　B. 3 天
C. 2 周　　D. 3 周
E. 4 周

9. 钩端螺旋体显凝试验的阳性值是：（　）
A. 1∶100　　B. 1∶200
C. 1∶300　　D. 1∶400
E. 1∶800

三、填空题

1. 钩体传染源为________、________。
2. 钩体病根据临床表现的主要特点可分为________、________、________、________、________。
3. 钩体病眼后发症主要表现为________、________、____________。
4. 钩体病肺弥漫性出血型的治疗措施为__________、________、________、________。
5. 钩体病病理损害的基本特点为________________________。
6. 钩体病首选抗生素为________。

四、病例分析题

王××，男，23 岁，因发热 4 天，气促 1 天，于 2002 年 8 月 15 日凌晨入院。

患者 8 月 11 日起无明显诱因感畏寒、发热，体温达 39.3℃，伴头痛、乏力等，在当地卫生所诊断为“感冒”，给予退热等处理病情无好转，8 月 14 日出现咳嗽、咳痰，且痰中有少量血丝，再次就诊于卫生所，给予青霉素 160 万 U 肌注，2 h 后病情加重，体温升高达 40℃，伴明显畏寒、寒战，并感气促，痰中血量增多。即来我院就诊入院。

半个月前，患者在当地农村参加田间劳动。

查体：体温 40.1℃，脉搏 137 次/分，呼吸 40 次/分，血压 80/50 mmHg。急性重病容，神志欠精楚，烦躁不安，双侧腹股沟及腋下可扪及数个蚕豆大小的淋巴结，有触痛，皮肤、巩膜无黄染，眼结膜无充血量、出血点，颈软，气管居中，呼吸急促，双下肺可闻湿啰音，腹软，无压痛及反跳痛，肝、脾未扪及，双下肢无水肿，双膝反射正常，未引出病理反射征。

血常规：血红蛋白 120 g/L，白细胞 8.9×10^9/L，中性粒细胞 0.75，淋巴细胞 0.25，血小板 105×10^9/L。尿常规：尿蛋白（＋）镜下白细胞 0～1/HP，红细胞 0～2/HP。

问题：

（1）提出本病的诊断及诊断依据。

（2）明确诊断应进一步做哪些检查？

（3）如何制订治疗措施？

参考答案

一、名词解释

1. 显微镜下凝集试验：简称显凝试验，抗体效价＞1∶400，或早期及恢复期双份血清抗体效价上升 4 倍以上，可确定诊断。

2. 钩端螺旋体病后发症有的发热，眼部后发症，包括虹膜睫状体炎、脉络膜炎、葡萄膜炎。中枢神经系统症状主要因闭塞性脑动脉炎。后发症主要因机体免疫反应所致。

二、选择题

1. C　**2.** D　**3.** C　**4.** A　**5.** D　**6.** D　**7.** C　**8.** A　**9.** D

三、填空题

1. 猪　野鼠

2. 感染中毒型　肺出血型　肾衰竭型　黄疸出血型　脑膜脑炎型

3. 后发热　眼后发症　中枢神经系统症状

4. 镇静　激素　抗菌　强心

5. 毛细血管损伤所致的严重功能紊乱

6. 青霉素

四、病例分析题

（1）诊断：钩端螺旋体病（肺弥漫性出血型）。

依据:① 病前10天参加农业劳动,有钩端螺旋体疫水接触史。② 起病急,发热,乏力,咳嗽,痰中带血,呼吸困难,尤其是在首剂大剂量青霉素治疗后出现加重,为赫克斯海默尔反应。③ 查体:浅表淋巴结肿大,软腭有出血点,呼吸增快,双肺闻湿啰音,心率快,心音减弱,血压下降。④ 白细胞分类中性粒细胞增高,尿蛋白阳性。

(2) 进一步检查:① 钩体显凝试验:抗体效价>1∶400或双份血清抗体效价上升4倍以上有意义;② 有条件时可采集患者血清、尿液、脑脊液行PCR检查钩体DNA。

(3) 治疗:① 一般治疗:卧床休息,输氧,观察血压、脉搏、呼吸等生命体征,进食流质饮食。② 抗菌治疗:可用青霉素,首剂40万U肌注,第2次加大至80万U,3次/日。③ 对症治疗:镇静,酌情使用苯巴比妥0.1 g,肌注;激素,氢化可的松,100 mg静推,再以200 mg加入10%葡萄糖溶液250 ml中静滴;强心,毛花苷C 0.2 mg加入10%葡萄糖溶液10 ml中缓慢静推。

二、阿米巴病

一、选择题

A型题

1. 肠阿米巴病最常见的病变部位是: ( )

A. 盲肠、升结肠 B. 直肠、降结肠
C. 空肠、回肠 D. 盲肠、回肠
E. 乙状结肠、空肠

2. 肠阿米巴病典型的病变是: ( )

A. 肠黏膜水肿增厚,散在浅表溃疡
B. 肠黏膜弥漫性充血、水肿、浅表溃疡与大量渗出物
C. 正常黏膜上孤立而散在的、颜色较淡的小脓肿,破溃后形成边缘不整、口小底大的烧瓶样溃疡
D. 肠黏膜广泛充血、水肿和溃疡,触之易出血
E. 弥漫性纤维蛋白渗出性炎症

3. 男,32岁,农民,腹痛、腹泻半个月,大便4～8次/日,量多,有腥臭,暗红色,肉眼可见血液及黏液,无发热及右下腹痛。大便镜检:WBC +/HP,RBC 3+/HP。最可能的诊断是: ( )

A. 血吸虫病 B. 细菌性痢疾

C. 弯曲菌肠炎
D. 阿米巴痢疾
E. 慢性非特异性溃疡性结肠炎

4. 阿米巴痢疾的确诊有赖于： （ ）
A. 腹痛，腹泻，全身症状轻，抗菌药物治疗无效
B. 大便镜检有红白细胞及夏-雷结晶
C. 暗红色果酱样大便
D. 大便中发现阿米巴滋养体
E. 甲硝唑治疗后腹泻好转

5. 阿米巴肝脓肿和细菌性肝脓肿鉴别诊断最重要的指标是： （ ）
A. 起病缓急
B. 毒血症症状轻重
C. 脓液的颜色
D. 脓肿的个数和大小
E. 局部症状的轻重

6. 男，36 岁，发热 35 天，体温 37～38℃，伴右上腹疼痛、盗汗，消瘦明显。查体：右下肺呼吸音减弱，局部皮肤水肿，肝肋下可及 3 cm，有压痛及叩击痛。血象：Hb 100 g/L，WBC 12×10^9/L，N 0.8，L 0.20。2 年前有慢性腹泻史。最可能的诊断是： （ ）
A. 细菌性肝脓肿
B. 阿米巴肝脓肿
C. 肺脓肿
D. 肝细胞癌
E. 肺结核

7. 适合于肠内外各型阿米巴病治疗的首选药物是： （ ）
A. 氯喹
B. 甲硝唑
C. 依米丁
D. 喹碘方
E. 双碘喹啉

8. 关于阿米巴肝脓肿，下列选项中错误的是： （ ）
A. 长期发热，以间歇热及弛张热型居多
B. 有明显局部症状如肝区疼痛及叩击痛，局部皮肤水肿
C. 转氨酶多升高且易发生黄疸
D. 脓液呈棕褐色，镜检白细胞不多，可发现阿米巴滋养体
E. 临床多为单个脓肿，80%位于肝右叶

9. 男性农民，50 岁，腹泻 20 天，大便每天 5～6 次，呈暗红色糊状，有腥臭味，量多，无明显发热及里急后重。当地给予诺氟沙星治疗 8 天，未见明显好转。大便常规：暗红色，混有血液及黏液，WBC＋/HP，RBC 3＋/HP，可见夏-雷结晶。下列处理较为妥当的是： （ ）
A. 甲硝唑
B. 甲硝唑＋喹碘方
C. 喹碘方
D. 喹碘方＋依米丁

E. 依米丁

10. 男性农民,40 岁,持续发热、右下胸胀痛 1 个月,体温 37～39℃,伴盗汗及消瘦,2 天前突起咳嗽,每日吐咖啡色痰 200 ml。查体:体温 38.5℃,脉搏 90 次/分,皮肤、巩膜无黄染,右下胸部隆起,局部有水肿,压痛明显,右下肺呼吸音减弱,闻及湿性啰音,肝脏肋下 3 cm,质地中等,有触痛,脾脏肋下未及。血象:WBC 10×10^9/L,N 0.75,L 0.25,Hb 110 g/L。X 线检查:右膈肌升高,活动受限,右侧胸腔有积液。最可能的诊断是: (　　)

A. 肝癌伴肺部转移

B. 细菌性肝脓肿并向肺、胸腔穿破

C. 阿米巴肝脓肿并向肺、胸腔穿破

D. 阿米巴肺脓肿

E. 结核性胸膜炎

11. 肠阿米巴病确诊的依据是: (　　)

A. 痢疾样大便,每天 10 次左右

B. 大便镜检发现结肠阿米巴包囊

C. 大便镜检发现溶组织内阿米巴滋养体

D. 右下腹压痛显著

E. 糊状暗红色大便,有腥臭味

12. 阿米巴肝脓肿的确诊依据是: (　　)

A. 肝大且有压痛

B. 胸透见右膈肌升高,活动受限

C. 超声波检查见肝内有液性暗区

D. 有阿米巴肠病史

E. 诊断性穿刺抽出棕褐色黏稠带腥味脓液

13. 阿米巴病的主要传染源是: (　　)

A. 犬、猫

B. 症状明显的病人

C. 猿、猴等灵长类动物

D. 无症状排包囊者及症状极轻的病人

E. 啮齿类动物

14. 女性,28 岁。发热,右上腹疼痛 20 天。B 超发现肝内有一直径 5 cm 的脓肿,疑为阿米巴肝脓肿。既往月经正常,目前已停经 3 个月。下列处理不妥当的是: (　　)

A. 询问腹泻史,大便查找阿米巴滋养体和包囊

B. 进一步做 CT 检查以确定脓肿大小

C. 肝穿刺引流
D. 甲硝唑治疗
E. 氯喹治疗

B 型题

第 15～18 题

A. 氯喹　　B. 甲硝唑
C. 依米丁　　D. 喹碘方
E. 卡巴砷

15. 对阿米巴肝脓肿有效，对肠阿米巴病无效：（　）
16. 对组织内滋养体有直接杀灭作用，但毒性较大：（　）
17. 对肠内阿米巴包囊有作用：（　）
18. 对肠内外阿米巴滋养体均有杀灭作用：（　）

第 19～22 题

A. 诊断阿米巴肝病　　B. 排除阿米巴肝病
C. 阿米巴原虫携带　　D. 肠阿米巴病慢性型
E. 肠阿米巴病普通型

19. 肝穿刺获典型棕褐色脓液，发现阿米巴滋养体：（　）
20. 发热，肝区痛，阿米巴血清学检查阴性：（　）
21. 无腹泻，大便镜检发现溶组织内阿米巴滋养体包囊：（　）
22. 间歇性腹泻半年，大便镜检发现溶组织内阿米巴滋养体和包囊：（　）

C 型题

第 23～24 题

A. 肝阿米巴　　B. 肠阿米巴
C. 两者均有　　D.两者均无

23. 甲硝唑适用于：（　）
24. 氯喹适用于：（　）

第 25～26 题

A. 大便发现有巨噬细胞　　B. 大便常规有炎性成分
C. 两者均有　　D. 两者均无

25. 细菌性痢疾：（　）
26. 阿米巴痢疾：（　）

二、填空题

1. 阿米巴病是由________________感染引起，________污染食物和水，__________是主要传播途径。

2. 肝阿米巴病多为肠阿米巴的______，表现为______、________。

3. 肠外阿米巴病的病变在______、______或______，表现为各脏器的______，其中____________最常见。

4. 阿米巴脓肿的中央为坏死灶，呈______色，脓肿有薄壁。

5. 肝阿米巴病患者可有肝功能异常、肝大伴压痛、局部叩击痛，X 线检查可有右侧膈肌____、右肺底______阴影、__________或________，B 超可见肝区________病灶。

6. 阿米巴病的病变主要在______，依次多见于______、______、______、________、______和_________。

7. ______是溶组织内阿米巴的感染型，________是溶组织内阿米巴的致病型。

8. 阿米巴肝脓疡药物治疗可选用______、______和______。

三、简答题

1. 简述细菌性肝脓肿与阿米巴肝脓肿的鉴别诊断。

2. 简述阿米巴肝脓肿与原发性肝癌的鉴别诊断。

3. 简述肠阿米巴肠道病变的病理特点。

四、病例分析题

1. 朱××，男，30 岁，已婚，因“反复腹泻，血性黏液便一年”，于 2000 年 10 月 12 日入院。

患者一年前开始腹泻，初为稀便带少量黏液，每日数次，伴轻度里急后重及下腹隐痛，以后渐显红色黏液稀便，每次量不多。曾间歇服用过“氯霉素”、“氟哌酸”等药物，症状有所缓解，但仍间断腹泻血性黏液便。发病时无畏寒、发热。一年来体重减轻 3 kg，易疲乏。

既往史：生长于农村，否认其他传染病史，家中无类似患者。

查体：慢性病容，贫血貌，淋巴结不肿大，心、肺无异常，腹平软，未见肠型，左下腹轻压痛，肝右肋缘下 1 cm，质地中等，无触痛，脾肋下未及，肠鸣音无异常。

实验室检查：血常规：Hb 90 g/L，WBC 6.0×10^9/L，N 0.71，L 0.29。

粪便检查：血性黏液便，镜检红细胞(2+)，白细胞(+)，脓球 5～7/HP，可见夏-雷结晶，未见阿米巴原虫，粪细菌培养 3 次均阴性。经用抗生素系统治疗，疗效均不明显。

问题：

考虑可能有哪些疾病？哪种疾病的可能性较大？为什么？

如何进一步诊断和治疗？

2. 张××，男性，36岁，已婚，因“畏寒、发热20天”，于2000年8月10日入院。

患者20天前因“感冒”后开始出现畏寒、发热，但无寒战，发热不规则，每日体温波动在37～39℃，偶有少量出汗，伴有右下胸胀痛。曾用青霉素加氨苄西林治疗，效果欠佳。发病后食欲不振，日益消瘦，大便稀，1～2次/日，小便正常。

以往体健，否认胃病、肝炎、肺结核病史。

查体：体温38.5℃，脉搏92次/分，呼吸24次/分，血压105/70 mmHg，发育正常，营养欠佳，消瘦，重病容；皮肤无皮疹；巩膜无黄染，五官无异常；颈软；胸部对称，右肋间隙无水肿及压痛，肺呼吸音清晰；心界正常，心音规则，无杂音；腹平软，肝右肋下3 cm，剑突下5 cm，质地中等，有明显压痛及叩击痛，脾未及，移动性浊音阴性；四肢脊柱无异常。

实验室检查：血常规：Hb 130g/L，WBC 17.3×10^9/L，N 0.70，L 0.14，嗜酸性粒细胞0.16。尿常规正常。大便常规：黄稀，镜检：白细胞0～2/HP。胸部透视：心肺正常，膈肌升高，运动受限。肝功能检查：正常。

问题：

(1) 此病最可能的诊断是什么？有哪些诊断依据？

(2) 如何进一步检查？

(3) 本病的治疗原则是什么？

参考答案

一、选择题

1. A　**2.** C　**3.** D　**4.** D　**5.** C　**6.** B　**7.** B　**8.** C

9. B　**10.** C　**11.** C　**12.** E　**13.** D　**14.** D　**15.** A　**16.** C

17. D　**18.** B　**19.** A　**20.** B　**21.** C　**22.** D　**23.** C　**24.** A

25. C　**26.** B

二、填空题

1. 溶组织内阿米巴　阿米巴包囊　经口感染

2. 并发症　发热　右上腹痛

3. 肝　肺　脑　脓肿　阿米巴肝脓肿

4. 巧克力

5. 抬高　云雾状　胸膜反应　积液　液性
6. 结肠　盲肠　升结肠　直肠　乙状结肠　阑尾　回肠末端
7. 包囊　大滋养体
8. 甲硝唑　氯喹　依米丁

三、简答题

1. 鉴别要点见下表：

细菌性肝脓肿与阿米巴肝脓肿的鉴别

鉴别要点	阿米巴肝脓肿	细菌性肝脓肿
病原	溶组织内阿米巴	细菌
全身中毒症状	轻	重
脓肿特点	单个大脓肿，右肝多见	多个小脓肿
脓液性状	量多，棕褐色，有腥臭味	量少，黄白色
脓液病原检查	可见阿米巴大滋养体	细菌培养阳性
阿米巴血清学检查	阳性	阴性
病原治疗	抗阿米巴治疗有效	抗菌治疗有效

2. 与阿米巴肝脓肿相比，原发性肝癌一般无明显发热，肝肿大迅速，质地坚硬而表面不平，甲胎蛋白多阳性，超声影像、CT 扫描及肝穿刺有较高的诊断价值。

3. 典型的初期病变为细小、散在的浅表糜烂，继而形成较多孤立的小脓肿，破溃后形成边缘不整、口小底大的烧瓶样溃疡。如溃疡不断深入可并发肠出血、肠穿孔，慢性期可形成肠壁肥厚或狭窄、肠息肉、肉芽肿等。

四、病例分析题

1. (1) 诊断为：肠阿米巴病；慢性细菌性痢疾。

此患者腹泻以血样便为主，全身中毒症状轻，抗生素治疗效果不佳，大便检查发现夏-雷结晶，大便培养阴性，因此，诊断以肠阿米巴可能性大。

(2) 进一步诊治：大便涂片查阿米巴滋养体，纤维结肠镜检查及血清学检查可协助诊断。治疗上给予清淡易消化食物，采取消化道隔离。病原治疗可采用甲硝唑、依米丁、喹碘方治疗。

2. (1) 诊断为阿米巴肝脓疡。依据：有全身中毒症状；肝区疼痛；肝大；抗生素治疗效果不佳；胸部透视见膈肌升高和运动受限。

(2) B 超引导下诊断性穿刺抽脓，脓液再送检，另可做血清学检查。

（3）一般治疗和对症治疗，加强支持治疗。针对病原治疗可用甲硝唑、依米丁、氯喹。防止复发可选用喹碘方，合并细菌感染时可选用抗生素。如果脓肿直径在 3 cm 以上，可行肝穿刺引流，有外科手术指征时可行外科治疗。

三、疟　疾

一、选择题

A 型题

1. 疟疾是由虫媒叮咬传播的，主要是：（　　）

A. 伊蚊　　B. 库蚊
C. 蜱　　D. 按蚊
E. 革螨

2. 引起临床上凶险发作最常见的疟原虫是：（　　）

A. 间日疟原虫　　B. 卵形疟原虫
C. 恶性疟原虫　　D. 三日疟原虫
E. 迟发型子孢子

3. 疟疾周期性发作的间歇期的长短取决于：（　　）

A. 侵入的子孢子数量
B. 子孢子在肝细胞内发育的时间
C. 裂殖体在红细胞内发育的时间
D. 疟原虫毒力强弱
E. 机体免疫力强弱

4. 确诊疟疾最简单而迅速的方法为：（　　）

A. 骨髓涂片
B. 血涂片
C. 酶联免疫吸附试验
D. 啶橙荧光染色法
E. CR 法检查疟原虫核酸

5. 间歇性发热 20 天，血涂片发现疟原虫，患者最明显的体征是：（　　）

A. 贫血　　B. 肝大
C. 黄疸　　D. 脾肿大
E. 唇部疱疹

6. 脑型疟疾与中毒性菌痢鉴别的要点是：（　　）

A. 症状
B. 季节
C. 脑膜刺激征
D. 肛拭子或灌肠做大便常规检查
E. 脑脊液变化

7. 间日疟、三日疟与一般恶性疟常用的治疗方案是：（ ）
A. 氯喹＋乙胺嘧啶　　B. 氯喹＋伯氨喹
C. 奎宁＋伯氨喹　　D. 奎宁＋乙胺嘧啶
E. 青蒿素＋奎宁

8. 关于脑型疟疾与流行性乙型脑炎的鉴别诊断意义最小的是：（ ）
A. 白细胞总数及中性粒细胞显著增加
B. 脾脏明显肿大
C. 脑脊液检查
D. 乙型脑炎病毒特异性抗体 IgM 检测
E. 贫血

9. 关于疟疾的诊断，下列选项错误的是：（ ）
A. 血涂片最简单而迅速
B. 疟原虫抗体检查阳性率高，有早期诊断价值
C. 骨髓涂片的阳性率较血涂片高
D. 诊断性治疗对排除疟疾意义较大
E. 疟原虫种鉴定以薄血涂片较好

10. 北京患者，因“隔日发作畏寒、寒战、高热、大汗一周”于 2000 年 12 月 02 日入院。血常规：Hb 100 g/L，WBC 5.6×10^9/L，N 0.68，L 0.32，血培养阴性。患者同年 6 月去海南旅游 15 天。最可能的诊断是：（ ）
A. 伤寒　　B. 疟疾
C. 急性血吸虫病　　D. 败血症
E. 结核

11. 男性，25 岁，3 周前自非洲援外归国，因“反复高热、畏寒、寒战一周”入院，疑为疟疾，予氯喹治疗 3 天，病情无好转。下列处理较合适的是：（ ）
A. 加大氯喹剂量　　B. 改用乙胺嘧啶
C. 联合应用伯氨喹　　D. 改用甲氟喹
E. 加用糖皮质激素

第 12～14 题

女性，26 岁，因“间歇性畏寒、寒战、高热、大汗 10 天”入院，隔日发作一次。查体：脾脏肋下 2 cm，余未见异常。血常规：Hb 111 g/L，WBC 5.0×

10^9/L,N 0.65,L 0.35。患者已婚,平素月经正常,目前停经3个月,患者幼时有蚕豆病史。

12. 患者发热最可能的原因是: ( )

A. 伤寒
B. 疟疾
C. 革兰阴性杆菌败血症
D. 急性血吸虫病
E. 恶性组织细胞增生性疾病

13. 为确诊,应首先进行的检查是: ( )

A. 血培养
B. 血涂片
C. 骨髓涂片
D. 骨髓培养
E. 肥达反应

14. 最适宜的治疗药物是: ( )

A. 氯喹
B. 氯喹+伯氨喹
C. 乙胺嘧啶
D. 奎宁+伯氨喹
E. 奎宁

第15～17题

男性,20岁,于夏季寒战、高热6天,间日发作一次,退热后活动如常。拟为疟疾。服氯喹和伯氨喹5天后感腰背疼痛,小便呈酱油样,量少。查体:巩膜轻度黄染,脾脏肋下1 cm。血象:Hb 60 g/L,WBC 11×10^9/L,分类无异常。

15. 最可能的诊断是: ( )

A. 伤寒合并溶血尿毒综合征
B. 钩体病
C. 间日疟合并黑尿热
D. 病毒性肝炎合并急性溶血
E. 细菌感染合并急性溶血

16. 下列处理错误的是: ( )

A. 立即停服氯喹和伯氨喹
B. 改服奎宁
C. 静滴氢化可的松
D. 静滴5%碳酸氢钠
E. 输同型新鲜血

17. 最可能发生的严重后果是: ( )

A. 急性肾衰竭
B. 急性肝衰竭
C. 呼吸衰竭
D. 胆道大出血
E. 循环衰竭

第 18～20 题

男性，25 岁，不规则发热，伴畏寒、寒战已 10 天。查体：脾脏肋下 2 cm。血象：Hb 110 g/L，WBC 5×10^9/L，分类正常。

18. 可能性最小的诊断是： （ ）

A. 疟疾　　B. 伤寒

C. 阿米巴病　　D. 结核

E. 细菌性痢疾

19. 追问病史，患者 3 周前曾到非洲，3 个月前曾有类似发作。应立即进行的检查是： （ ）

A. 血涂片　　B. 血培养

C. 肥达反应　　D. 骨髓培养

E. B 超

20. 找到疟原虫后，立即给予氯喹 4 片，第 2、3 天各 2 片，治疗 3 天，体温仍未控制。应首先考虑的原因是： （ ）

A. 耐氯喹株感染

B. 诊断错误

C. 氯喹剂量、疗程不够

D. 未同时服用伯氨喹

E. 疟疾合并其他感染

B 型题

第 21～23 题

A. 迟发型子孢子存在

B. 红细胞内期裂殖体增殖

C. 红细胞内期配子体形成

D. 红细胞前期

E. 不属于以上各种情况

21. 引起疟疾周期性发作： （ ）

22. 引起疟疾传播： （ ）

23. 引起疟疾远期复发： （ ）

第 24～26 题

A. 氯喹　　B. 磺胺 TMP

C. 乙胺嘧啶　　D. 伯氨喹

E. 多西环素

24. 对红细胞内裂殖体有迅速而强大杀灭作用的药物主要是： （ ）

25. 能杀灭肝细胞内迟发型疟原虫和各种疟原虫配体的药物主要是： （ ）

26. 杀灭肝细胞内疟原虫速发型和红细胞内未成熟裂殖体的药物主要是：（　　）

C 型题

第 27～30 题

A. 伤寒　　B. 疟疾

C. 两者均有　　D. 两者均无

27. 可以复发的是：（　　）

28. 可引起不规则热型的是：（　　）

29. 可通过直接涂血片确诊的是：（　　）

30. 需要通过血或骨髓培养确诊的是：（　　）

X 型题

31. 下列疾病中，常引起脾肿大的有：（　　）

A. 流行性乙型脑炎　　B. 伤寒

C. 疟疾反复发作　　D. 晚期肝硬化

E. 恶性淋巴瘤

32. 男，25 岁，不规则发热，伴畏寒、寒战已 10 天。查体：脾脏肋下 2 cm。血红蛋白 110 g/L，白细胞 6.5×10^9/L，分类正常。该患者所患疾病可能是：（　　）

A. 疟疾　　B. 伤寒

C. 结核　　D. 细菌性痢疾

E. 阿米巴病

33. 可用于耐氯喹疟疾时控制症状治疗的有：（　　）

A. 氯喹　　B. 伯氨喹

C. 甲氟喹　　D. 磷酸咯萘啶

E. 青蒿素

34. 下列情况属溶血性黄疸的有：（　　）

A. 四环素中毒　　B. 蚕豆病

C. 疟疾引起的黑尿热　　D. 异型输血

E. Roter 综合征

二、填空题

1. 疟疾是由________叮咬传播疟原虫引起的寄生虫病。
2. 能感染人类的疟原虫有__________、__________、__________、__________。
3. 疟疾的传染源有__________、__________。

4. 典型疟疾的临床表现有________、________、________。
5. 恶性疟可引起微血管的堵塞及局部的病理反应，可见于____、____、____等重要器官。
6. 临床上引起疟疾典型发作的原因是__________、__________、________及______入血所致。
7. 疟疾发病及症状的严重程度主要取决于______________。
8. 疟疾典型表现呈周期性出现，间日疟、三日疟、恶性疟的间歇期分别是________、______、________。
9. 脑型疟是______严重的临床类型，主要表现为___________、__________和___________，并可引起_________综合征。
10. 控制疟疾症状发作的药物主要有_________、_________、________、_________。
11. 防止疟疾复发和传播的药物是_________。
12. 疟疾的主要体征有______、______、______。

三、简答题

1. 溶血尿毒综合征常发生于什么情况？
2. 试述脑型疟的临床特点。
3. 试举出人获得疟疾感染的方式。

四、病例分析题

1. 男性，22 岁，畏寒、寒战、高热 6 天，隔天发作一次，热退后活动正常，疑为疟疾，服氯喹及伯氨喹，2 天后症状控制，继续服用上药，5 天后感腰背疼痛，小便如酱油样，量少。病前半个月曾到海南旅游过。

查体：脉搏 92 次/分，血压 110/70 mmHg，巩膜轻度黄染，双肺呼吸音清，心率 92 次/分，律齐，无杂音，腹软，无压痛及反跳痛，肝脏肋下恰及，脾脏左肋下 1 cm，质中，无触痛。

实验室检查：血常规：WBC 8×10^{9}/L，N 0.72，L 0.28，Hb 90 g/L，尿常规：尿胆原(2+)，胆红素(−)。

问题：

(1) 该患者最可能的诊断是什么？

(2) 写出该病的诊断依据。

(3) 该患者的处理原则是什么？

2. 男性，28 岁，3 周前自非洲归国，畏寒、寒战、高热 1 周，服氯喹治疗 3 天，病情没有好转，偶有体温骤降，伴大汗，自觉症状好转，持续 6 h 又发热。

查体：脉搏 92 次/分，血压 110/60 mmHg，精神差，球结膜略苍白，双肺呼吸音清，心率 92 次/分，律齐，无杂音，腹软，无压痛、反跳痛，肝脏右肋下未及，脾脏左肋下 1.5 cm。

实验室检查：血常规：WBC 7.6×10^9/L，N 0.75，L 0.25，Hb 101 g/L；尿常规：尿胆原（+），胆红素（±）。

问题：

（1）该患者最可能的诊断是什么？

（2）写出该病的诊断依据。

（3）该如何处理？

3. 男性，25 岁，6 月去海南岛旅游 2 周，高热 5 天，伴畏寒、寒战，继之高热、大汗、呕吐、腹泻。当地按肠炎予诺氟沙星治疗，体温短暂下降后症状又复现。每日无规律发作，病后 3 天出现剧烈头痛、谵妄，遂进入昏迷伴间歇性抽搐。

查体：血压正常，神志不清，颈项强直，克、布氏征阳性，巴氏征阴性。脾脏左肋下 1.5 cm。

实验室检查：血常规：WBC 71×10^9/L，N 0.78，L 0.18，单核细胞 0.04；脑脊液：压力稍高，细胞数 0.03×10^9/L，生化结果正常；尿、粪常规正常。

问题：

（1）该患者最可能的诊断是什么？写出该病的诊断依据。

（2）如何进一步确诊？

（3）该患者的处理原则是什么？

参考答案

一、选择题

1. D　**2.** C　**3.** C　**4.** B　**5.** D　**6.** D　**7.** B　**8.** C
9. B　**10.** B　**11.** D　**12.** B　**13.** B　**14.** A　**15.** C　**16.** B
17. A　**18.** E　**19.** A　**20.** A　**21.** B　**22.** C　**23.** A　**24.** A
25. D　**26.** C　**27.** C　**28.** C　**29.** B　**30.** A
31. BCDE　**32.** ABC　**33.** CDE　**34.** BCD

二、填空题

1. 按蚊

2. 间日疟原虫　卵形性疟原虫　三日疟原虫　恶性疟原虫

3. 疟疾患者　带疟原虫者

4. 间歇性寒战　高热　大汗后热退

5. 脑　肺　肾

6. 成批红细胞破裂　大量裂殖子　多种细胞因子　代谢产物

7. 原虫血症的数量

8. 48 h　72 h　无规律

9. 恶性疟　剧烈头痛　高热　不同程度的意识障碍　溶血尿毒

10. 氯喹　甲氟喹　青蒿素　奎宁

11. 伯氨喹

12. 贫血　黄疸　脾肿大

三、简答题

1. 疟疾发作时，大量红细胞在血管内溶解破坏，疟原虫本身及其释放的毒素直接造成微血管病变，引起寒战、腰痛、酱油色尿等急性血管内溶血症状，严重者可出现中度以上贫血、黄疸，甚至发生急性肾衰竭，称为溶血尿毒综合征，又称黑尿热。此种情况常为抗疟药物(如奎宁、伯氨喹啉)所诱发。

2. 脑型疟疾为恶性疟严重的临床类型，主要临床表现有头痛、发热，常出现不同程度的意识障碍。脑型疟病情凶险，病死率高。

3. 疟疾的感染方式有：经蚊虫叮咬传播、经输血传播。

四、病例分析题

1. (1) 该患者最可能的诊断是间日疟合并黑尿热。

(2) 诊断依据

① 间日疟：隔天发作畏寒、寒战、高热、大汗后热退；脾大；有贫血；有流行病学史(到海南旅游)；抗疟药诱发黑尿热。

② 黑尿热：有服用抗疟药史，有腰背痛、酱油色尿、少尿等急性溶血症状；有疟疾表现；巩膜轻度黄染，尿胆原(2+)；Hb 90 g/L，急性贫血。

(3) 处理原则：立即停用可疑药物伯氨喹；静脉滴注氢化可的松；静脉滴注或口服碳酸氢钠；输同型洗涤红细胞；对症治疗；少尿或无尿者按急性肾衰处理。

2. (1) 该患者最可能的诊断是疟疾(耐氯喹)。

(2) 诊断依据：有间歇性畏寒、寒战、高热、体温骤降时伴大汗等典型的疟疾症状，但氯喹治疗 3 天无效；球结膜苍白，贫血貌；脾大；Hb 101 g/L；有流行病学史，自非洲援外归国。

(3) 处理原则：改用青蒿素或其衍生物控制症状，加伯氨喹防止复发。

3. (1) 该患者最可能的诊断是脑型疟疾。诊断依据:有流行病学史:发病前到过疟疾流行区;发作性寒战、高热、大汗热退的临床过程,但间歇期不规则;有中枢神经系统症状如剧烈头痛、谵妄、抽搐、昏迷和脑膜刺激征阳性;脾肿大;贫血。

(2) 进一步确诊:采周围血涂片,吉姆萨染色直接镜检找疟原虫,必要时行骨髓穿刺涂片,阳性率明显高于外周血。

(3) 处理原则:对症:脱水:20%甘露醇;改善微循环:低分子右旋糖酐;病原治疗;控制症状:奎宁静滴,12 h 后重复一次,清醒后改口服。

四、血吸虫病、华支睾吸虫病、钩虫病、蛔虫病、蛲虫病

一、选择题

A 型题

1. 关于血吸虫,下列选项中错误的是: ( )

A. 虫卵肉芽肿是血吸虫病病变基础
B. 病变部位主要是肺和脑
C. 传染源是病人和受感染的动物
D. 钉螺为血吸虫的唯一中间宿主
E. 目前治疗以吡喹酮为首选

2. 血吸虫病传播途径必须具备的 3 个条件是: ( )

A. 传染源、中间宿主、易感人群
B. 毛蚴、尾蚴、易感者
C. 虫卵、毛蚴、尾蚴
D. 传染源、钉螺、水体
E. 粪便入水、钉螺存在、接触疫水

3. 目前我国治疗血吸虫病普遍采用的药物是: ( )

A. 酒石酸锑钾　　B. 呋喃丙胺
C. 血防 846　　D. 硝硫氰胺
E. 吡喹酮

4. 钩虫病驱虫治疗的首选药物是: ( )

A. 吡喹酮　　B. 阿苯达唑(肠虫清)
C. 呋喃丙胺　　D. 青霉素
E. 磺胺嘧啶

5. 蛔虫病驱虫治疗的首选药物是： （ ）
A. 呋喃丙胺
B. 阿苯达唑(肠虫清)
C. 青霉素
D. 吡喹酮
E. 磺胺嘧啶

二、填空题

1. 华支睾吸虫病诊断的主要依据是：①________；
②________；
③________。
2. 华支睾吸虫病的传播途径是：________。
3. 蛲虫病的治疗包括两个方面：________、________。

三、病例分析题

患者，男性，30 岁，干部，在京某单位工作。因 5 天来发冷、发热、肝区不适而来院就诊。患者于 1 个月前(7 月 20 日)回家探亲，适遇大洪水，随乡亲一起参加长江沿岸的抗洪抢险，经常在水中作业，十分劳累及紧张，持续约半个月，因假期将到，乃离开抗洪抢险现场而在家中休息 1 周后返回北京工作。近 5 天突感发冷、畏寒，并有发热，可达 39.5°C，上午较轻，下午及晚间较重，出汗，疲乏，肝区不适，食欲减退。曾在附近医务所检查及治疗，曾疑及上呼吸道感染及疟疾，查血片未找到疟原虫，因而按"上感"治疗，并静脉滴注大剂量青霉素 3 天，疗效不明显，仍有高热，乃来我院就诊。患者在抗洪抢险时下肢皮肤曾发痒，并出现少数散在小红丘疹，当时并未在意。

查体：T 39°C，Bp 120/80 mmHg，急性病容，神志清醒，发育营养中等。无皮疹，巩膜无黄染，咽部微红，颈软，心肺大致正常，心率 104 次/分，律齐。腹部平软，肝脏在右肋缘下刚及，剑突下 3 cm，质软，触之稍不适，脾脏未触及。

实验室检查：WBC 12.5×10^9/L，分类中性粒细胞 20%，嗜酸性粒细胞 60%，淋巴细胞 20%，血涂片未发现疟原虫。

问题：

(1) 你认为此患者得了什么病？是上呼吸道感染吗？为什么？

(2) 如何做进一步检查？你认为应做哪些实验室检查才能确诊？

(3) 如何进行治疗？需用什么药？

参考答案

一、选择题

1. B　**2.** E　**3.** E　**4.** B　**5.** B

二、填空题

1. 流行区内有吃生或半生鱼虾史　临床上有肝胆区疼痛、食欲减退、腹泻等症状，肝脏左叶增大　粪便胆汁检查出华支睾吸虫卵，为确诊依据

2. 因进食生或半生的淡水鱼虾而感染

3. 病原治疗（驱虫）　外用药物（蛲虫膏）

三、病例分析题

（1）① 诊断急性血吸虫病。② 不是上呼吸道感染。③ 夏秋季节发病，有疫水接触史，皮肤一过性皮疹，WBC 12.5×10^9/L，嗜酸性粒细胞 60%，这些症状和体征与上呼吸道感染不符。

（2）进一步检查包括：① 送粪便检查血吸虫卵和孵出毛蚴；② 直肠活检；③ 免疫学检查。

可以确诊的检查包括：① 粪便检查血吸虫卵和孵出毛蚴；② 皮内试验（+），环卵沉淀试验（COPT）（+）。

（3）治疗：吡喹酮 120 mg/kg，6 日分次服完，其中 50%必须在前两日服完。

第三章 基本技能

第一节 基本操作

一、选择题

A 型题

1. 腹膜腔穿刺术最常应用的穿刺点为：（ ）

A. 左下腹脐与髂前上棘连线中、外 1/3 交点

B. 右下腹脐与髂前上棘连线中、外 1/3 交点

C. 左下腹脐与腋前线连线中、外 1/3 交点

D. 右下腹脐与腋前线连线中、外 1/3 交点

E. B 超指导下定位穿刺

2. 腰椎穿刺术术后患者去枕俯卧时间为：（ ）

A. 2～4 h　　B. 4～6 h

C. 6～8 h　　D. 8～10 h

E. 10～12 h

3. 腹腔穿刺术初次放液不宜超过：（ ）

A. 1 000 ml　　B. 2 000 ml

C. 3 000 ml　　D. 3 500 ml

E. 4 000 ml

4. 肝穿时穿刺针绝不能在肝内搅动，穿刺深度不超过：（ ）

A. 5 cm　　B. 6 cm

C. 7 cm　　D. 8 cm

E. 9 cm

5. 下列选项中，不是肝脏活体组织穿刺术禁忌证的是：（ ）

A. 有出血倾向　　B. 重度黄疸

C. 大量腹水　　D. 肝脏肿大

E. 疑为肝包虫病或肝血管瘤

6. 胸腔穿刺术中，说法不正确的是：（ ）

A. 胸腔穿刺的最佳体位是取舒适的坐姿并轻度前倾，手臂放在支持物上

B. 第一次抽吸液量不超过 700 ml，以后每次一般不超过 100 ml
C. 穿刺中患者出现头晕、面色苍白、出汗、心悸时，可继续操作，但要放慢速度
D. 不稳定性心绞痛时禁忌胸穿
E. 诊断性胸腔穿刺术最常用于胸腔积液的病因诊断

7. 常用的骨穿部位是：（　　）
A. 髂后上棘、髂前上棘、胸骨柄
B. 胸骨柄、脊椎棘突、胫骨前侧
C. 髂前上棘、胸骨柄、脊椎棘突
D. 髂后上棘、髂前上棘、胫骨前侧
E. 髂后上棘、髂前上棘、脊椎棘突

C 型题

第 8～9 题
A. 下一肋骨上缘　　B. 上一肋骨下缘
C. 两者均可　　D. 两者均不可

8. 胸腔穿刺术的穿刺点一般低于液面的一个肋间隙，进针应在：（　　）
9. 肝穿术穿刺部位常选腋前线第 8 肋间或腋中线第 9 肋间，进针应在：（　　）

X 型题

10. 以下位置是骨髓穿刺部位的是：（　　）
A. 髂后上棘　　B. 髂前上棘
C. 胸骨柄　　D. 脊椎棘突
E. 桡骨小头

11. 以下属于胸穿适应证的是：（　　）
A. 用于胸腔积液的病因诊断
B. 缓解大量胸腔积液造成的呼吸不畅
C. 硬化剂或抗肿瘤等药物胸膜腔注射
D. 以上都对
E. 以上都不对

12. 关于腰穿，下列说法正确的是：（　　）
A. 颅压过高者不宜作腰穿，以免脑疝形成
B. 穿刺部位如有化脓性感染，消毒后可以腰穿
C. 穿刺中如出现脑疝症状，应立即停止放液，并向椎管内注入空气或生理盐水
D. 穿刺部位一般取第 2～3 腰椎间隙

E. 不稳定性心绞痛禁忌腰穿

13. 下列是肝脏活体组织穿刺术适应证的是：（　　）

A. 肝功能检查异常，性质不明者

B. 肝缩小或肝浊音界叩不清

C. 肝功能检查正常，但症状、体征明显者

D. 疑有肝脏肿瘤、肝炎及肝硬化、肝结核、肝淀粉样变性等

E. 疑有肝包虫病或肝血管瘤

二、填空题

1. 骨髓穿刺点最常选用________、________、________。

2. 胸腔穿刺时第一次抽吸液量不超过________，以后每次一般不超过________________。

三、简答题

1. 肝脏活体组织穿刺术的禁忌证有哪些？

2. 腰椎穿刺术的适应证有哪些？

3. 骨髓穿刺可选哪些部位？

参考答案

一、选择题

1. A　**2.** B　**3.** C　**4.** B　**5.** D　**6.** C　**7.** A　**8.** A

9. A　**10.** ABCD　**11.** ABCD　**12.** ACE　**13.** ACD

二、填空题

1. 髂后上棘　髂前上棘　胸骨柄

2. 700 ml　1 000 ml

三、简答题

1. 肝活体组织穿刺术的禁忌证是：有出血倾向、大量腹水、重度黄疸、肝缩小或肝浊音界叩不清、疑为肝包虫病或肝血管瘤、严重贫血或一般情况差者、右侧胸腔积液或其他脏器有急性疾患者。

2. 腰穿的适应证是：检查脑脊液的性质，协助诊断中枢神经系统的炎症和出血性疾病；测定颅内压力，了解蛛网膜下隙有无阻塞；做其他辅助检查，

如气脑造影、脊髓空气造影、脑室脑池放射性核素扫描等；对颅内出血、炎症或颅脑手术后，引流有刺激性脑脊液可减轻临床症状；进行腰椎麻醉或鞘内注射药物治疗。

3. 骨髓穿刺可选：髂后上棘；髂前上棘；胸骨柄；脊椎棘突和胫骨前侧。

第二节　传染病常用实验室诊断技术

一、选择题

1. ELISA 间接法是：（　　）

A. 酶标记抗原用于抗体的检测
B. 酶标记抗抗体用于抗体的检测
C. 酶标记抗抗体用于抗原的检测
D. 酶标记抗体用于抗原的检测
E. 酶标记抗体用于抗体的检测

2. HBsAg 检测常用的方法是：（　　）

A. DNA 探针杂交技术
B. b－DNA 信号放大技术
C. PCR 技术
D. ELISA 技术
E. 基因芯片技术

3. 对于极微量（“纳克”甚至“皮克”水平）的抗原检测，首先可考虑使用：（　　）

A. ELISA 技术
B. 血凝法技术
C. 荧光抗体技术
D. 补体结合试验
E. 放射免疫检测技术

4. HIV 病毒载量测定使用的方法是：（　　）

A. 放射免疫检测技术
B. 实时定量 PCR 技术
C. 荧光抗体技术
D. 基因芯片技术
E. ELISA 技术

5. AFP 可定量检测的方法是：（　　）

A. 基因芯片技术
B. 实时定量 PCR 技术
C. 荧光抗体技术
D. 以上都不是
E. 以上都是

6. HBsAg 测定遇到最常见的假阳性为：（　　）

A. 类风湿因子影响
B. 试剂的敏感度不高
C. 体内 HBsAg 变异
D. 以上都是
E. 以上不都是

7. 分子生物学检测可以用于：（　　）

A. 优生优育
B. 传染病病原检测
C. 器官移植
D. 耐药基因检测

E. 以上均可

8. HBV 是一种传染性疾病，目前最敏感的手段是基因诊断的 PCR 技术，是因为：（　　）

A. PCR 技术能检测到 HBsAg

B. PCR 技术能检测到 HBV 的 RNA

C. PCR 技术最低能检测到血中每毫升 100 个病毒颗粒

D. PCR 技术最低能检测到血中每毫升 10 000 个病毒颗粒

E. PCR 技术不会出现假阳性

9. 目前，放射免疫技术测定在下列选项中使用较少的是：（　　）

A. 激素测定　　B. 肿瘤标记物测定

C. 微量蛋白质的测定　　D. 细菌性抗原测定

E. 药物浓度测定

10. 基因芯片技术的优点是：（　　）

A. 高通量检测　　B. 多种病原体同时检测

C. 大规模的耐药基因筛选　　D. 可以确定病毒的亚型

E. 以上均可

二、是非题

1. 激素检测通常采用免疫荧光技术。（　　）

2. 对病毒进行定量 PCR 测定，不仅有临床诊断价值，而且可监测抗病毒治疗的效果。（　　）

3. 基因芯片可以高通量地检测不同的基因。（　　）

4. 在免疫检测的方法中反射免疫技术的灵敏度最高。（　　）

三、简答题

1. 简述 ELISA 检测原理及应用范围。

2. PCR 技术如何控制实验室假阳性问题？

参考答案

一、选择题

1. B　**2.** D　**3.** E　**4.** B　**5.** D　**6.** A　**7.** C　**8.** C

9. D　**10.** E

二、是非题

1. × **2.** √ **3.** √ **4.** ×

三、简答题

1. ELISA 的检测原理是：采用聚苯乙烯为载体，吸附特异的抗原或抗体，使之与待检标本中相应的抗原或抗体结合，然后再加上酶标记的、能与上述免疫复合物结合的抗原或抗体，最终加上酶底物。在酶的催化作用下，是无色的底物显色，然后再根据色泽的深浅，推算有无待检的抗原或抗体以及它们的量。应用范围主要为病原微生物如病毒、细菌、原虫、寄生虫等的检测以及其相应的抗体检测。

2. PCR 技术广泛运用于病原微生物的检测，灵敏度非常高，极易出现假阳性。因此，做 PCR 实验时，严禁将 PCR 产物带入样品处理区，以防止交叉污染。